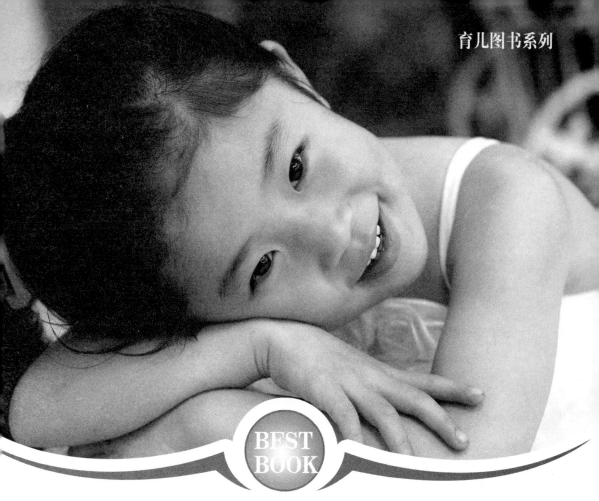

育儿图书系列

BEST
BOOK

不生病长大的孩子

BUSHENGBING
ZHANGDA DE HAIZI

刘馨煜　陆 君◎著

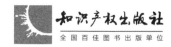知识产权出版社
全国百佳图书出版单位

内容提要

本书把育儿理念与实践相结合，从作者30多年的行医与育儿实践中，总结出了一套行之有效的育儿方法，如婴儿的正确睡眠居然能睡出符合易经理念的福人之相和远大前程，趴着睡、竖着抱、出生就要四浴、仰泳、奶盐洗出一生的健康，充分发挥婴儿的潜能，实现早抬头、早翻身、早爬行，让婴儿懒惰的身体跟上快速发育的大脑。喝凉水、吃妈妈自制的与母乳一样的婴儿配方奶等，都是现代婴儿家长急需的锦囊妙招，解决了诸多的育儿疑难杂症，实属难得。

本书在对传统育儿法进行全面思考的同时，借鉴了当前国内、国际最新的研究成果，对母婴生理、心理等诸多敏感问题都提出了自己独到的见解。这些见解对育儿研究者和实践者，还有那些即将或正在哺育婴儿的父母有一定的参考价值。

责任编辑：贺小霞　　　　　　　　**责任出版：**卢运霞

图书在版编目（CIP）数据

不生病长大的孩子/刘馨煜，陆君著. —北京：知识产权出版社，2013.7

ISBN 978 – 7 – 80247 – 984 – 5

Ⅰ.①不… Ⅱ.①刘…②陆… Ⅲ.①少年儿童—保健—基本知识 Ⅳ.①R179

中国版本图书馆 CIP 数据核字（2010）第 062461 号

不生病长大的孩子
BUSHENGBING ZHANGDA DE HAIZI

刘馨煜　陆　君　著

出版发行：知识产权出版社

社　　址：北京市海淀区马甸南村1号	邮　　编：100088
网　　址：http：//www.ipph.cn	邮　　箱：2006HeXiaoXia@sina.com
发行电话：010-82000860 转 8101/8102	传　　真：010-82005070/82000893
责编电话：010-82000860 转 8129	责编邮箱：HeXiaoXia@cnipr.com
印　　刷：保定市中画美凯印刷有限公司	经　　销：新华书店及相关销售网点
开　　本：787mm×1092mm　1/16	印　　张：12
版　　次：2013 年 7 月第 1 版	印　　次：2013 年 7 月第 1 次印刷
字　　数：168 千字	定　　价：29.00 元

ISBN 978-7-80247-984-5

序言（一）
做个科学认真的医学科普传播人

活着活着就老了，不觉感到了一份沉重，理想和目标已然离我悄悄远去。从自然规律的角度无可厚非，大自然对待每一个人都是公平的，这就是生生不息，代代相传。于是有了人类，有了历史，有了繁衍后代的责任，有了身为人母的自豪。

修德无求报，我非常喜欢这句话，也努力遵守这个规则：凡事以认真、实干为衡量自己努力与否的金标准，果然受益匪浅。习医而未执业，没能做一个好医生，是不是后悔连自己也说不清。反正认认真真、勤勤恳恳为医学、为专家服务了35年，大有"鞠躬尽瘁死而无憾"的感叹。于是在中国医师协会开展"全民健康促进活动"中，大言不惭地为《全民健康手册》写了一个序。又不才，在这本《不生病长大的孩子》书里承担起宣传医学科普的责任。

在我心目中永远是最好导师和榜样的殷大奎会长告诉我们：老百姓急切盼望和需要"权威、准确、科学、可信且通俗易懂"的健康养生和医学科普知识。用自己的知识和能力传播有关健康的科学知识，提高公民健康素养，抵制伪科学，是每所医院、每位医生、每位医学工作者义不容辞的责任。我铭记在心，思考如何投入必要的时间和精力，积极宣传医学科普知识，开展健康教育，在预防疾病、提升公民健康素养、改善公众健康生活方式方面发挥自己的作用。于是我和多年的好友馨煜一起探讨、感悟自己孕育、养育、教育女儿贝贝的经历，真实的经历、见证了女儿贝贝不生病长大、留学、结婚马上也要面临生子的事实，也确实有感于女儿她们这些80、90后妈妈，急需要我们无论是以母亲还是医务工作者的身份，给予她们生育前后的指导和帮助，帮助她们优生优育且让孩子不生病长大。这本书是一本育儿枕边书，也是给所有小朋友的一份礼物，祝福他们身心健康，茁壮成长，以强壮的体魄和健康的心态建设祖国的美好未来。

陆君

2013 年 6 月 11 日

（陆君，女，中国医师协会副会长）

序言（二）

现代生命科学的研究证明，正常人的寿命应该是 120～150 岁。然而在中国，过去人们常说"人生七十古来稀，""世上难逢百岁人"。究其原因，主要是各种疾病严重危害了人的身体造成的。即使到了现代，传统中医中药理论的研究有了长足的发展，西方医学及其各种先进的治病手段进入中国，加上物质生活水平的大幅度提高，人的平均寿命也才仅仅达到正常寿命的 50%。近年来，医疗卫生界的专家、学者都在认真思考并组织研究"生命质量有所提高但远未接近生命的正常值"这一现象，于是医疗卫生部门提出了对疾病的"防治结合，以防为主"的医疗方针，"治未病"的观点逐渐成为人们的共识。诚然，针对一些疾病进行预防，包括用保健的方法延缓或阻止某些疾病的发生，或者一旦生病后采取积极的治疗措施，的确可以提高生命的质量，延续生命的存在时间。但总的来说，这都是治标的方法，而刘馨煜和陆君提出的孩子不生病就长大成人，打好每个人生命的基础，才是治本的方法。她们这部《不生病长大的孩子》的书，我把它概括为重视生命质量要从婴儿抓起。如果我们多数母亲都懂得了这一点，我们成千上万的家庭将何等幸福，整个社会又将是何等欣欣向荣！

我认识馨煜是求她治病，以后我们成了朋友。她在发表了一系列关于培育婴幼儿的书后，又与中国医师协会副会长她的好朋友陆君合作写了这部书，旨在研究婴幼儿在未降生之前就祛除各种生病的根源，婴儿降生后又如何使之与各种疾病"绝缘"的知识和方法。作为一个门外汉，我虽然觉得由我来写这部专业性很强的书的序言颇有些不伦不类，但我赞成她们

1

的观点，主张人的健康长寿要从婴幼儿抓起，生命质量的高低主要看根基是否打得牢实。毋庸讳言，作者抓住了生命的长寿之源，健康之本。我相信，此书的推广并应用于抚育婴幼儿实践，不但可以改变成千上万婴儿和母亲的生命轨迹，也必将引起一场生命基础研究的变革。

刘馨煜和陆君的书是从婴儿的母体开始研究的，她们认为只有靓母才会产生强儿。接着从一个新生命的诞生环境到科学喂养，一直写到正确的睡眠和塑造培育杰出的儿童形象。虽然我不敢说馨煜、陆君书中的每一句话都是正确的，都经受得起未来生命科学的检验，但我相信她们这条路是对的，至少是一种前无古人的有益探索。这里我衷心祝愿她们的研究成果能造福千百万幸福家庭，尤其希望人类对生命的研究由此走出一条更加辉煌的道路。

钟冠华

2013 年 6 月 9 日

（钟冠华，男，原中国保健协会副会长）

关于本书

斗转星移，又是一年岁末。贺岁迎新之际，笔者来到京郊一个温馨的房子里面，感觉总想留下点什么。十几年从事医疗早教，让孩子不生病长大的育儿经验，此时满满地充盈在胸怀间，应该是写出来的时候了。把它介绍给正在培养孩子的父母以及正在准备生育的家庭，给孩子的健康成长提供切实可行的帮助，不正是笔者的新年愿望？仰望万家灯火，有多少乳儿待哺，算是给他们的一份贺岁礼吧！

在过去的岁月里，笔者凭借着对母子健康事业的热爱和执著，跟踪研究了成千上万的孕妇和儿童的成长过程，从成功和失败的经验教训中，总结出了一套系统的儿童和家长无疾患生活的方法。这些方法逐渐在广大年轻父母中普及，并以它的独特性和实用性，在众多的育儿理念中占据了重要的位置。笔者自己的孩子一个20岁了，另一个16岁。他们无疾患地长大了，健康优秀。

十几年来，和我们一起坚定地走过来的无数家庭，他们的孩子也无疾患地长大了。让我们和家长们感到欣慰与骄傲的是，他们现在各方面都很优秀。儿童健康、智慧地成长，其实并非多么困难的事情，只要家长们选择的方法正确，获得的指导具体系统，并在实践中按照规定的指标去实施，那么你的孩子就会不生病地长大，而且如你所愿地健康智慧。

我和陆君老师之所以合作出版本书，缘起2004年我的"自然快乐育婴法"在中国医师协会由陆君老师组织，殷大奎会长直接参与的专家论证会上，老人家亲切交代我们一定要把这项研究成果写出来，老百姓急需这类科普读物。一晃又是将近十年，我们以他老人家为榜样，终于没有辜负老前辈的期望，以这本书为主导，完成了一整套的系列育儿丛书写作，即将陆续出版。

本书大致内容如下：

第一章：靓母强儿介绍了笔者主张的育儿理念，靓母强儿引出后面的篇章，强调了母亲在人生命中的特殊地位和无可替代的重要作用，伟大的母亲是孩子乃至家庭和社会的福祉。所以，女性对社会最重要的贡献是影响、培养杰出的接班人。

第二章：迎接新生命的前半部分，列举了孩子出生前必须准备的物品明细清单和房间卧室的准备布置要点，重点是后半部分要学习领会让孩子不生病长大的养育方法和理念，笔者认为这是能够让读者尽快学会领悟这套育儿方法的关键，例如，洗去烦恼，洗来阳气这个章节的内容，就相当于在介绍让新生儿出生以后，继续在类似羊水环境一样的婴儿奶盐浴里，接着完善他们在子宫里没有发育好的脏腑器官。这个方法更重要的意义，在于它还可以及时补救好多怀孕妈妈因为先天体质因素、遗传因素、家族因素带给出生宝宝的健康缺陷，比如寒性体质的孕妇生育的脾胃不和或者体弱婴儿，即出生就是一直生病或永远被数不清的烦恼困扰的孩子，这类产妇和孩子的问题，几乎是现代医疗再发达都没有办法救助的，使用奶盐浴等于在体外再重新接着怀孕，把先天的不足彻底纠正过来。用简单的方法解决一些复杂的育儿难题，在第六章的相关章节里继续介绍洗出来的健康，前后呼应，推荐了一种最有效的新生儿从母体内到母体外环境适应的过渡技巧，有心的读者、家长不妨联系起来多读几遍，仔细体会其中的妙用，对现在的年轻夫妇育儿大有裨益。

第三章：科学喂养是本书的灵魂内容。健康是吃出来的，在今天婴幼儿奶粉市场混乱的形势下，这章内容里详细介绍了崭新的喂养革新方法，妈妈自制与母乳一样的婴儿配方奶粉，同时介绍了宝宝的各种喂养方法、技巧和时间表，是我们以30年、成千上万的宝宝、包括我们用自己的孩子做实验，总结其中最成功的喂养经验，让天下妈妈们再也不用担心宝宝的奶粉问题，这套喂养方法已经让数不清的宝宝健康、强壮、聪明、不生病的长大。最大的80、90后，今天也已经开始用这套喂养模式，喂养他们自己的孩子。为了保证科学喂养能够更有效、成功的培养不生病长大的孩子，我们可以利用网络视频手把手教月子里的新手爸爸妈妈们深入学习领会。

第四章：正确的睡眠和第五章：塑造杰出儿童的形象，是依据易经和中医基础理论实践总结和设计的，是帮助宝宝安静熟睡的同时塑造形象的方法，介绍了儿童身体器官和形象完美和谐的保护意识、护理方法及注意事项。人一生的福禄都是面相、形象和性格决定的，是以健康的脏腑功能和筋、骨、皮搭建出来的优质身体"房屋"做后盾的。所以要教会新爸爸妈妈们如何在孩子出生时，就要从保护他们的头型、脊柱、骨骼入手，保护孩子身体的重要脏腑器官。"结构决定功能，功能反映结构的状态"是自然界的伟大法则，反映在人类的健康上即身体器官的缺陷或损伤会影响相关的身体功能和健康状态。所以身体以及身体的细胞、组织、器官、系统等结构越完善，身体的功能就越好，这是人类终身健康的基础，也是我们给这本书取名的根据，更是这些年我们探索研究孩子不生病长大的方法的事实依据。在这里告诫家长一旦错过了孩子身体结构正常发育、完善的关键敏感时期，后天就再也没有补救的机会。为了保障孩子的身体完整、完善的发育，奠定其终身健康的基础，从身体组织、器官发育关键期的婴幼儿时期起，其家长就应具备这种保护护理意识，并要慢慢培养儿童对自己身体组织器官的保护意识。所以，笔者提倡孩子俯睡，这是本书中最宝贵的经验和最核心的内容。俯睡枕和正确的俯睡方法很重要，笔者曾经就遇到家长直接把孩子的脸面部朝下爬在枕头上让孩子俯睡的状况，幸亏没出意外，真是惊出一身冷汗。养育孩子安全是第一大事，所以，在这里笔者郑重、严肃的声明：提醒家长一定要在医生或者专业人士的帮助指导下再俯睡，切不可在没有经验的情况下模仿使用。

第六章：婴幼儿的基础训练，详细介绍了笔者总结设计的以疏通筋络为目的的独特成长养护方法与训练技巧，是配合后面章节帮助孩子进入潜意识开发的基础，仔细阅读认真推敲，用心的家长很快就可以熟练使用，这是孩子无疾患不生病成长涉及的又一个重要成长问题。

第七章：全面添加营养素，极力提倡充足的营养素，不仅可以使孩子善良、健康、智慧，还可以让他们永远地远离疾病。笔者在过去几十年的育儿工作中，最有价值的成就就是让许许多多的人相信了我的这一理念，并且坚持了下来，取得了非常好的效果。拥有了健康的身体，才能增进我们自己和别人的快乐，生活也会更加绚丽多彩。这部分也是让孩子不生病长大的"秘密武器"。

第八章：不生病的智慧，孩子的抵抗与自愈能力是超乎我们想象力的。如果家长能坚定地相信并且坚持培养孩子的自愈抵抗疾病的能力，他们的健康就像习惯一样容易培养了。其实健康就是一种习惯，我们把健康当做习惯的时候，疾病就被我们拒之门外。

第九章：父母是孩子成长的摇篮，万物的波动是我们的眼睛不能看见的现象。所以，我们肉眼所看到的未必就是一种真实，肉眼所看不见的却是真实的存在。宇宙以感觉可知的形态出现在人们面前的现象，让我们窥见了一个不可思议的世界。希望读者看完以后都能够成为与孩子共鸣的知音。

第十章、第十一章和第十二章是关于潜意识智能的开发与提高，是这本书的宗旨，是儿童全脑开发和播种潜意识的福田，也是我们在儿童早期培养领域里探索研究的又一个全新的母子同步成长的育儿理念。儿童的潜能开发需要系统的训练和指导，笔者建议家长参考《喜欢自己》和《感谢身体》介绍的方法，全面系统的了解潜意识的法则和练习方式，利用相关的方法训练提高儿童的镇定力、专注力和记忆力，让孩子的身、心和谐、宁静、统一，和孩子一起在潜意识领域里共同成长。使用全脑思维活动建立崭新的思维方式、培养出杰出的后代。我们更愿意将自己的经验与大家交流、切磋，生命的成长过程是智慧的，是阳光般美好的，让我们共同分享成就与喜悦，祝福大家！

最后感谢为本书出版付出努力的所有人员，是你们的大力支持，本书才得以公开出版，感谢大家！

目　录

第一章　靓母强儿

（1）求子先求母

一个孩子成长的好坏，是父母生活的真实写照，父母是孩子的先天。父亲是阳光雨露滋润着孩子，母亲是大地哺育着孩子，是孩子的根基。

然而，现代女性的许多生活习惯和行为准则，与高尚、伟大的母亲形象和情操相背离，与妇德和母性反其道而行。比如，滥性、婚前堕胎、离异、追求时尚、盲目减肥塑身、滥用药物、贪图钱权、嗜肉成习、虚荣浮华、功利自私、太过任性、忽视健康、身体不平衡、生活不规律、工作事业狂等等，都是影响母体健康，不利于孕育或哺育后代的生活观念和行为。有人甚至简单地认为，不想生育孩子的时候，以上行为可以放纵，等想要孩子的时候再及时修正，这是一种自欺欺人的心理。殊不知，母性是从一而终的德行，是长期修炼实践而来的，母性的纯洁是来不得半点瑕疵的。以上任何行为都会玷污纯洁的母性，甚至污染孩子。靓母强儿更深刻的意义是，伟大的灵魂和思想来自纯洁高尚的母体，行为和心灵的高尚修行，才能孕育出纯洁伟大的生命。所以，母亲素质的提高直接关系到下一代，即所谓求子先求母。

（2）定义靓母

靓母是最近几年产生的现代慈母境界，之所以称其是一种境界，是因为现代靓母不但具有过去慈母的悲悯、善良，更融入了知性的靓丽与智慧，彰显出大家风范的慈母形象，打造着我们这个时代需要的精英。靓母是纯洁、智慧与慈悲的化身，也是我们所敬仰的人生信念，是天下为人母的女性所追求的大境界。孩子是航行的船，父亲是导航的帆，母亲是掌舵人，作为孩子灵魂成长模式的母亲，如何以身作则成为一个靓母，是社会赋予女性的使命和荣耀。

（3）妈妈不等于母亲

我也仰慕母亲的伟大，当我成为一个妈妈的时候，我更能感悟妈妈的不容易，妈妈是女人与母亲之间的炼狱。妈妈两个字造得巧，女字旁过来一匹马，当孩子弱小的时候，女字旁去掉，你是一匹勤劳善良的"马"，拉扯着孩子穿行在岁月的艰难险阻中，舍弃自己，托起孩子成长的快乐蓝天；当孩子遇到危难的时候，一声"妈呀"，女字旁又回来了，你就是孩子救急救难的菩萨，吃尽了千辛万苦，尝尽了人间酸甜苦辣，将孩子推向他自己的成功轨道，孩子回过头来，尊称你为母亲，你才能离开妈妈这座炼狱。那种和孩子一同长大的历练，才是你成为母亲的唯一资本，没有当妈妈的历练，也就没有女人母性的杰出与伟大！

最让妈妈们痛彻心扉的，不是经历的艰辛和痛苦，而是你培养出一个多病、多灾、自私、贪婪、恶毒，对家庭、对国家、对社会有害的后代。孩子被你领入了歧途，而且绝对没有了更改的机会，绝望的你将带着终身的愧疚和遗憾苟且残生，那是为人父母最不愿意看到的结果。由此可见，培养好孩子是女人一生最重要的事情，也是对社会最大的责任和贡献。母亲并不是从生完孩子开始的，女人从出生到小学、到中学、到大学，再到进入社会结婚做了母亲，是一辈子长期的历练和成长。一个好母亲，从小就是个好女孩、好学生、好女人、好职员、好妈妈，然后才能够有资格晋升成为母亲！

（4）靓母要有浩然之气

浩然之气是始终如一的仁义、善行之后聚积而来的，是豁然顿悟乃入大智慧的上乘底气。是几代人崇高思想境界和良好道德家风聚积起来的德行，是自然酝酿、升华了人性的慈悲、善良与博爱。

大道至简，要想达到这个境界，只有在一个"义"字上下工夫，浩然之气由集义而生，是由无数的义举、善行感应、积累、升华而来的。由此可见，浩然之气是父母积累在身体基因里遗传给后代的一腔正气，是子孙的大德行、大福祉，更是我们华夏民族的意志与德行！

心正身才能正，可见调心、明理是最关键的。要从日常生活中感受爱心、义举带来的心灵愉悦以及气场祥和凝聚起来的正义之气，可以从任何细小善举、义行中感悟。通过阅读好书经典禅悟人生的价值在于舍得、奉献、有益他人，感受爱人、爱物、爱天下酿造出的美好、善良人性及互相尊重的和谐可贵。行仁礼让，强化自己的爱国心、社会责任心，奋发图强，报效祖国，激起万丈豪情，贯满一身凛然正气。日夜谨慎，时刻加持、回味、禅悟行善、举义的情景和心灵感受，不断地感动、升华自己的义气，凝炼义气的精华形成正义的气场。不要让丝毫的不仁、不义、不爱之念升起，戒除一切不义之举。久久如此，浩然正气就会滋生在身体的所有组织细胞中，随胎遗传给后代，这样孕育的子孙必然是浩气早生的栋梁之才。

描绘蓝图、憧憬未来或者愿望实现的时候，大脑就会分泌快乐激素β－内啡肽，使人产生强烈的快乐、喜悦之感，将大脑神经从原始的生理欲望提升到记忆思维、联想创造的高级状态，快乐的情绪就能够激活身体的各种潜能，积极的设想、成功的灵感和具体的行动步骤逐一显现，使人变得睿智、敏捷。持续处于心灵的美好状态，是β－内啡肽潺潺涌出的结果。而义举的感觉正是人类最高愿望得到满足时的内心体验，所以能够诱

导大脑分泌 β - 内啡肽，而身体的各种组织、细胞包括睾丸细胞中都存在它的受体，因此，β - 内啡肽能够对机体产生全面完全的影响，浩然正气就是在 β - 内啡肽作用下形成的。一家人一起如此聚积浩然正气，家人自有祥云庇护，家园必有正气笼罩，家风自然大义凛然，所以，靓母一定要有浩然之气。

（5）如何修炼靓母

人的特性及本能就是身体可以运动，这个运动分内外两种，即自主运动和节律运动。四肢百骸的肌肉、筋膜、骨骼的运动属于自主运动，对身心内脏的节律运动有着非常重要的作用。如果在做自主运动的时候，真正能够放松身心，静下心来，收起思绪，然后停止肌肉、筋膜、骨骼的自主运动，让身体保持端正的站、坐、卧等姿势，肢体、躯干的骨骼、肌肉静止，身体就会自动进入脏腑器官的节律运动就会启动右脑的潜意识。节律运动也叫深层的内动，是身体深处脏腑、经络内的能量运动。节律运动是真正的身心与宇宙自然的互动，实现身体内部与自然能量的交换，脏腑才能获得真正的能量浇灌，生命才能繁荣旺盛、青春永驻。

节律运动是人类与生俱来配置的与宇宙自然一致的生命运动程序，这个程序是不能被我们的主观想法支配的。你非要用主观思维去支配、去锻炼、去改变，就会骚扰搅乱生命的正常运行轨迹，疾病或衰老就会接踵而来。生命是随着自身生物节律自动围着宇宙自然节律转动更新的，任何外因对生命节律都是破坏性的，都是招惹疾病或导致身体失调的根本原因。现代人为什么出现了那么多的亚健康，就是我们错误的相信思维意识及主观锻炼能够增强体质。

心为五脏六腑的主宰，心动则精、气、神皆耗。体表的肌肉、筋膜、骨骼运动即所谓的锻炼，是损耗脏腑气血的耗能运动。最直接典型的例子就是越激烈活动锻炼的运动员越是早衰早逝。而静心修炼节律运动，则是在宁静状态下实现和气生育万物的状态，即气血自动对筋、骨、肌肉、脏腑的细胞生物分子进行深入的营养、更新，使其分子结构变得强健稳定。这是精化气、气化神、神还虚的过程，也是自古以来大德贤士凝神静气修炼内功、改变身心健康的原理，是身体独特的、深层次的生命力。宁静能够引气聚能，刺激大脑感觉神经的反射系统自动引导、觉察、帮助身体肌肉、骨骼、脏腑、组织、细胞的阴阳和谐平衡，进而达到身心合一，是生命健康、智慧、长寿的灵丹妙药。凝神静气使得人体心意镇定、丹田和暖、肾阳充足、体能过人、定力非凡、胆量浩荡、身体柔软、反应灵敏、气血旺盛、精神愉快、周身和谐、静若处子。五行不运而自运，阴阳不调而自调，巧夺天地造化之精华，采纳宇宙自然之灵丹，自然是为人母最好的状态。所以，靓母是从宁静断念修炼来的。

（6）利用身体的能量中心塑造靓母

人体从上到下有七个能量中心，是我们时刻在使用的分泌激素的七大腺体，也称七轮，依次为：百会的头轮、印堂的眉心轮、颈部的喉轮、膻中的心轮、肚脐的中心轮、肾区的生殖轮和会阴穴的海底轮，即松果体、脑垂体、甲状腺、胸腺、胰腺、肾上腺和性腺所在区域。

大脑中的松果体又称身体的生物钟，它能分泌出许多微妙的激素，影响身体的所有器官。比如，松果体分泌的激素美拉宁（Melatonin），可以延缓衰老、增强体质、扩大耐力、降低冲动、提高智慧、创造奇迹、喜悦快乐、消除疾病、减少睡眠障碍等等。睡得愈深，或者习惯宁神静心，美拉宁分泌得就越多，生命就越旺盛蓬勃，孕期无论胎儿还是孕妇，都非常需要美拉宁。美拉宁是由色拉宁（Seratonin）合成而来的，如果人体的意识活动太频繁、节奏太快，而且动荡散乱（妄想、分别、偏执），身体都要过度消耗色拉宁。色拉宁和美拉宁都是身体极其珍贵稀少的资源。

位于颈部的甲状腺和副甲状腺，控制身体的新陈代谢，调整身体的热量和能量，也是决定身高的能量中心。

胸腺位于心脏附近的胸骨后面，在胎儿时期最活跃，是建立身体免疫系统的"元老"，出生以后分泌胸腺生成素来管理免疫系统。给身体的每一个细胞都打上辨识的记号，防止免疫细胞摧毁身体自己的正常细胞，增强身体的有效抵抗力。

肾上腺位于肾脏的上方，肾上腺素能使心跳加速、血管扩张，能使身体陡增血量应对危机，充分发挥身体的灵动效率。

胰腺位于脐部，散布于胰脏消化腺泡之间，分泌胰岛素，调节血糖含量。胰岛素缺乏易罹患糖尿病。胰岛素分泌过多，则易患低血糖病症。

性腺（卵巢或睾丸）繁衍后代，分泌雄激素和雌激素，增强性特征以及调整性行为。雄激素能增加肌肉的力量，使人富有创造力和积极性。雌激素能增加脂肪，使人情感丰富，思维缜密。不论男女，都会产生雄激素和雌激素，男性产生的雄激素多，女性产生的雌激素多。

人体是靠内分泌腺分泌激素支配生理活动的，这些激素随着血液流动，分布到人体内不同的器官，控制身体的活动、体温和营养。孕期胎儿的所有器官、组织、细胞都直接受母体这些激素的影响。所以，只有激素分泌正常，孕期母子的各器官才能正常运作。因此，我们可以通过经络系统，利用身体动作的扭转弯曲增减腺体中心的压力，调节那里的营养、血液、氧气的供应状况。或者聚精会神，在静心冥想的状态下，让意念引领气血滋润补充能量中心，使腺体的分泌趋于旺盛、平衡，塑造出身心健康的慈心靓母。

（7）懂阴阳靓母强儿

脾脏和肝脏之气从身体的左边上升到心和肺。肺气的特点是收敛、肃降，如秋天的气机，开始往下降。心火遇见下降的肺金，被迫掉头向下，一直降到肾中，温暖肾水，使得肾水蒸腾随着肝气上承，到达心的位置，又使心火不至于过热。这就是心肾的水火既济，永远使体温恒定在37度左右的身体法则。

胆是向胃的方向蠕动的，负责把胆汁运送到胃里参与消化，胃向下蠕动，把搅拌好消化酶的食物运送到小肠吸收。所以，胆和胃的蠕动方向要始终保持一致。肺气下降的同时，胃气和胆气也随着下降。孕产期的好多胃肠疾病，大多是由于胃气上逆，胆汁反流引起的，都是气机逆行的结果。

肝随脾左边升，胆随胃右边降，就形成了一个圆周运动。所以，我们说生命就是阴阳的圆周运动。脾胃一阴一阳，一升一降，就是中心的轴，气机围绕着脾胃在转。看到这里你可以稍微停顿一下，闭上眼睛，仔细回味一下看过的这段文字，体会一下自己的身体，感觉这个圆在腹部的运动。一切疾病皆源于阴阳失调，就是指阴阳的这个圆周运动出了问题。生命在于运动，这个运动指的是身体内阴阳的圆周运动，并不是所谓的体育运动。

我们知道了阴阳的圆周运动是五脏六腑共同参与完成的，任何一个脏器出现问题，都会影响阴阳的圆周运动，阴阳不能正常转动了，身体就会出现问题。怎么办呢？中医按摩的神奇就神奇在这里，借助肝随脾升、胆随胃降的阴阳之道用力在脾胃所处的中心轮上拨，把这个转动不良的圆周重新启动，就像计算机死机了重新启动就可以了。

肾为先天之本，脾胃为后天生化之源。先天的肾气是从父母那里遗传来的，一个人的健康、能力、禀赋如何，在出生前就基本确定了。至于后天如何发展，关键要看脾胃，因为后天生长的物质能量主要是靠脾胃吸收提供的。而在人体内，上为阳下为阴，阴阳之气上下左右循环往复、内外接应，就构成了气机的升降出入，人就是活这口气的。在气机的升降出入过程中，有一个重要的枢纽，它就是我们的脾胃。脾胃居中，处阴阳交汇的中心，又称为中气。中气是人体气机升降的关键，气在身体里是进行圆周运动的，中气里的脾气向上升，胃气往下降，一升一降，一推一拉，一出一入，就使气机的圆周运动有了周而复始的动力。因此，如果脾胃虚弱了，气机的圆周运动就会失去动力，日积月累，整个人的气机升降都会出现日益严重的问题，进而发展成为致命的疑难杂症。相反，只要中气不败，身体不管有多大的疾病，都能逐渐地调理好。有胃气则生，无胃气则死。因此，身体的许多问题都要从调理脾胃开始，只要气血上下通调，阴阳交泰，水火既济，那么，身体就会自动恢复健康。

脾胃就是身体的土地，需要保养，长期坚持以中心轮为中心圆周摸腹即为保，再推心至腹，从心口缓慢温柔直线下推至腹部最底端即为养，切记千万不能从下往上来回推。保养脾胃先从妈妈的腹部开始，如果坚持按摩能够排气，或者感觉肚子里气机畅通，身体正气充沛，就达到了保养的目的。妈妈自己领会保养出效果以后，再给孩子推摩才能领略掌握其中的奥秘，把控孩子脾胃的动向，久而久之，妈妈就成了孩子脾胃的保护神，对全面了解掌握孩子的健康发育非常有意义。这是能够让孩子不生病长大的妙诀，仔细揣摩、用心实践就会成功。

真正懂得利用阴阳的这个圆周运动法则来养育孩子，推摩的时候最好使用专门的牦牛角器具（特制的牦牛角推车或者牦牛角按摩板。）最好是青藏高寒地区的牦牛角，那里海拔高，雪域辽阔，气候严寒，出产的牦牛角具有非常理想的抗寒排淤功能，这样会很得要领，事半功倍。这是中医按摩的养脾健胃强身法，脾统领一身的血液，掌握使用得好，靓母强儿一起收获。

（8）强儿是母亲五脏六腑凝聚的精华

受精卵着床以后，最先生出的器官是鼻子，所有脏腑就聚集于鼻子周围开始"安营扎寨"。华夏文化把创始人称为鼻祖就是这么由来的。妊娠第三周胚芽像一条小龙，开始确定自己的中轴线脊柱，中医称作督脉。从第四周起胚芽开始了面部五官的塑造，并在神经管的顶端膨出了脑泡，也就是后来的大脑，这个时期就是胚胎"混沌"开窍的时候，"混沌"开窍即脏腑成形并在面部开的五官七窍，肺窍鼻子，肝窍眼睛，脾窍口唇，肾窍耳朵，心窍舌，需要60天的时间，所以，孕早期的三个月至关重要，是导致脏腑、五官乃至胎儿畸形的关键时期，比如兔唇，就是孕妇在怀孕的头三个月内，情绪上受到强烈刺激导致胎儿脾系统发育不良的结果。盲儿的肝发育不良，聋儿的肾功能不良。

五官是人体最"清灵"的器官，因此，它们对食物及其味道特别敏感、挑剔。要想使孩子五官端正、眉清目秀，孕期头三个月一定要吃得清淡精致，特别要忌讳腥臊之物和心生烦恼。胎儿长在子宫内，本来就充满血腥，食物的腥臊就会变本加厉，使得胎儿五官生得丑陋怪异，而且智力也不好，甚至父母同房，精液的气味都可以使胎儿丑陋畸形。笔者在临床就见证了许多怪胎，记忆最深的是一对夫妇生了个"猫崽"。不是动物的猫崽，而是五官长得特别像猫，尤其是两眼距离特别近，哭起来仿佛猫叫。

鼻子是五官的中心，五官是脏腑的门户和开窍之处。五脏六腑会聚头面，主要围绕在鼻子周围，同时任、督二脉在鼻下方的人中交会，得到脾土的供养日趋强大。妊娠第1个月是肝脉滋养胚胎。妊娠2月是胆经所养。妊娠3月五官脏腑基本成形，是心包经主养。4个月是三焦经所养。妊娠5月脾经主养，是胎儿肌肉发育的时期，开始出现胎动。妊娠6月是胎儿长筋的时期，此时胎儿最需要养的是力气，主要依靠胃经。胃生气生血，血足则能濡润筋骨，筋连缀着四肢百骸，它的特点是柔韧。所以孕妇比较需要胶原蛋白。筋与寿命的关系密切，为了孩子的筋长得柔韧强壮，孕妇要进行适量的室外活动。妊娠7月肺经主养，是胎儿骨节动作屈伸的活跃期，这是为了运化气血，胎儿开始伸屈四肢。妊娠8月是皮毛发育时期，主要靠大肠经来养，身体开始丰满起来。妊娠9月肾经主养，胎儿的五脏六腑和四肢百骸都已发育完善，肾是"作强之官"，肾经来强化胎儿的骨骼及其精髓，对头发和骨骼的生长发育都有重要作用，所以我们可以通过胎毛

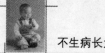

了解判定母子的健康状况。妊娠 10 月是足太阳膀胱经养之。胎儿已经"五脏具备，六腑齐通"，准备出生。十二经脉中，心经和小肠经在养胎的过程中，在下要固摄月经，在上要发育乳房分泌乳汁，所以说强健的胎儿是母体五脏六腑十二经脉滋润出来的精华。

第二章　迎接新生命

（1）出生前的准备

新生儿处于一个特殊的生命时期，在短暂的 42 天里，他们的身体内发生着巨大的变化，展现在我们面前的是无比娇嫩脆弱而又无限旺盛的新生命。面对着这个稚嫩的小生命，毫无经验的父母就显得手足无措。新生儿需要特殊的护理，从饮食、起居、活动、洗浴、智力开发等方面，都要求父母去准备、去学习、去实施。因此，我们在这里探讨用医学的原理，奠定一个孩子优秀出生的基础。

日常衣服和被褥的准备：婴儿俯睡枕 2 个，枕套 4 个；棉被 2～3 条，其中大、小方被子各 1 条，尺寸为 100cm×100cm 和 80cm×80cm；毛巾被和夹被各 1 条，尺寸为 80cm×80cm，冬天可备薄厚睡袋各 1 个；棉质大小褥子各 2 个；小床单 2～3 条；尿不湿或尿裤各 2 个；内衣 4～5 件，要柔软的浅色棉质和尚服，长约为 45cm～50cm，旁边系带；宝宝套装 2 套，宝宝裤不要连袜的。

食品和用品的准备：婴儿奶粉 6 罐；鱼肝油 1 盒；婴儿钙 6 盒；锌 1盒；铁 3 盒；复合维生素 3 盒；活性蛋白粉 3 桶；DHA 和儿童鲨烯鱼油各 1 瓶；婴幼儿营养液 10 盒；感冒、咳嗽、紧张、压力、过敏等喷剂各 1瓶；玻璃奶瓶大、中、小号搭配各 2 个以上；十字乳胶奶嘴 3 个；奶瓶刷及消毒清洁用品 1 套；镊子、漏斗、吸奶器、小盆、小碗、小匙各 1 个；

大瓷杯 1 个；婴儿保健包 1 套；指甲刀 1 把；小号纸尿裤 3 包。

洗澡、护理用具的准备：大澡盆 1 个，小盆 2 个；婴儿牙刷 1 套；游泳浴池 1 套；温度计 1 支；洗护用品 1 套；护肤及护臂膏各 1 支；大浴巾 1 条；按摩油 1 瓶；婴儿专用浴奶盐 10 包；足浴藏药 1 包；牦牛角刮痧、按摩用品 1 套；清艾条 10 支；小毛巾 3～4 条。

必备的药品用具：体温表 1 支；消炎、止咳、助消化类常用的药品；75% 酒精 1 瓶；0.25% 氯霉素滋润眼药水 1 支；消毒棉棒 1 包；绷带 1 卷；保温暖体贴 3 包；母婴消毒护理液 10 瓶。

（2）合理布置宝宝的房间

婴儿出生，适应环境是他们面临的一大考验。因为他们的身体和组织器官十分娇嫩，抵抗力很差，宫内和宫外环境的巨大实质变化、外部环境直接影响其健康发育，因此，新手爸爸妈妈应精心为他们布置一个舒适安全的家。

生命初始，五脏六腑需要新的平衡与稳固发育，房间的布局、颜色搭配直接关系到宝宝的发育以及母婴健康，合理地利用布局能够让宝宝本能俱全，母子平安。黑色是宝宝的肾元气，白色是宝宝的肺经气，红色是宝宝的心气，黄色是宝宝的脾气，青色是宝宝的肝气。这些颜色的基础元素正是人体的基础元气，和人体脏腑器官及组织细胞同气相求，同声相应，具有保护、强壮身体器官的重要功效，是我们布置宝宝房间不可忽视或者千万不可逆势错用的重要环节。有的宝宝经常在家生病，和他的房间布局一定有关系，调整了房间风水布局，疾病就可以不药而愈。北方地区素有满月以后"倒腺窝"的习惯，就是源于新生儿在自己的家经常地哭闹不止，烦躁不安，产妇也抑郁难耐，好不容易熬到满月了，能够出门了，新妈妈迫不及待地抱上宝宝住进了姥姥家，母子安然。我们一直沿用着这个习俗，但是很少有人知道其中的奥秘。这是因为母婴房间的布局形成的气场，和产后母婴的气场不和，互相排斥，搅扰了母婴的脏腑安宁。而姥姥或奶奶家的气场正好与母婴吻合，问题化解。但是也有去了姥姥或者奶奶家反而母婴不适的情况，就急着回到自己的"窝窝"。自己家的房间布局正好合适，同气相求，万象更新，一片生机。

（3）消毒杀菌讲卫生

对身体健康不利的一切因素都是邪气，辟邪免灾是中国人的传统习惯。邪气最恶毒的势力就是有害微生物。

婴儿降生以后，生命安全会受到有害微生物的危害，消毒护理，杀灭邪气，是保证母婴健康的重要环节。新生儿的成长环境、空气、接触的人群和物品包括新生儿的身体，需要彻底清洁消毒，远离致病菌的危害。皮肤、毛发要用专业的母婴护理消毒液呵护，这种消毒护理液不同于普通的消毒液，有特殊的消毒杀菌原理和作用，且无任何毒副作用，并且相对安全和环保。

母婴消毒护理液中的活性胍基呈正电性，很容易把通常呈负电性的致病菌吸附，抑制致病菌的正常分裂，破坏致病菌的繁殖。消毒杀菌后能够在物体表面形成聚合物保护膜，预防二次感染，它可以给新生宝宝一个安全的环境，对母婴尤其对婴儿而言是非常理想的环保型消毒杀菌护理液。

人类的生存历史从来就没有离开过与细菌的斗争，人类的健康长寿，消毒杀菌技术功不可没。好的卫生健康习惯是预防疾病的根本，因此，我们在日常生活中都要养成固定的消毒杀菌习惯。从新生儿开始，健康快乐的童年，就是孩子的幸福。孩子不生病地长大，是天下父母最大的心愿，而现代消毒杀菌技术的发展为新生儿无疾患成长提供了条件。正确的消毒杀菌和科学喂养，是婴幼儿无疾患成长理念的基础。

新生儿的生命很脆弱，所以，新生儿的清洁、消毒、杀菌护理很重要，出生两周的新生儿脐带还没有脱落，新生儿娇嫩的身体器官和皮肤需要特殊的保护和护理。用母婴消毒护理液的原液直接涂抹在新生儿的脐带表面和皮肤周围，可以用于新生儿的皮肤及外伤的消毒杀菌。直接涂抹新生儿的颈部、腋下、会阴、脐部等致病菌容易繁殖的地方，不但可以直接消毒杀菌，还可以清除异味、保护皮肤。六个月以后长出牙的婴儿，每周两次用母婴消毒护理液喷洒口腔消毒杀菌，是儿童预防龋齿及口腔疾病的良好习惯。同样的方式可以用于家庭所有人员。直接喷洒或擦拭房间、卫生间、厨房、储藏室等，可以进行空气和物体表面的消毒杀菌和异味清除；将原液兑水，适合餐具、器皿、衣物、床上用品、奶瓶、果蔬、食品等日常生活中的一切浸泡消毒杀菌。

（4）洗去烦恼，洗来阳气

新生儿的皮肤特别娇嫩，非常容易出现皮肤病，有的皮肤病久治不愈，造成婴儿的免疫力和抵抗力下降，引发其他疾病。皮肤病引起的瘙痒和疼痛等令人难以忍受的感觉，非常影响婴儿的心理发育，容易造成婴儿心理发育障碍；又因为年轻父母缺乏经验，不容易发现而被忽视，容易引起重大的心理疾患，如爱哭闹、易怒、郁闷、不好带养、认生、不听话、脾气暴躁、健忘、爱生病、没有耐性、注意力不集中、逆反、自闭、孤独等，形成皮肤病人特殊的皮肤病性格，成为孩子成长过程中永久的心理或性格缺憾。几乎所有的皮肤科病人，都在婴幼儿早期有过发病史，所以要特别重视新生婴儿的皮肤护理。

万变不离其宗，生命的一切美好都源自阳气旺盛，阴阳平衡，很多疾病都是因为阳气衰竭，阴盛阳衰。阳气不足是现代人的健康劫数、通病，越是富裕发达的地方人们的现代病越多，阳气越差，壮阳几乎就是现代人的救星。壮阳就得补肾，根据中医五行五脏对应的五味，咸味补肾入肾经，所以说，天然盐是升高体温、大补元阳肾气的天使。婴儿泡热奶盐浴能够净化血液、皮肤、心灵。

新生婴儿由于长期生活在羊水里，皮肤黏膜组织一直被浸泡、覆盖着。出生以后，几乎所有的新生儿都会因为不适应空气环境，再加上需要不断适应食物喂养而发生过敏、皮肤黏膜溃疡、红肿、炎症以及一系列皮炎皮疹，尤其发生在口腔、眼睛、耳道、鼻腔、会阴等皮肤脆弱的部位，就更不好愈合。眼睛、鼻腔和耳道的炎症非常容易留下后遗症，造成这些器官的功能发育不良，影响视力、听力等。因此，对新生儿的皮肤护理，是家长首先要重视的问题，各种疹子、溃疡和炎症会让新生儿产生烦恼和疼痛，影响新生儿的心理发育。新妈妈没有经验，对新生儿的这些心理伤害感觉不到或观察体会不深，只是抱着哄着烦躁难受的宝宝心急，却不能及时帮助宝宝排除困扰。笔者在护理月子的工作实践中一直在探索解决的办法，最后发现了一种非常简单的方法，就是用婴儿专用奶浴盐给新生儿洗浴浸泡皮肤，一天两次给婴儿浸泡洗浴，再用母婴消毒护理液涂抹喷洒皮肤，多到户外活动，坚持到孩子3岁。经过这样护理的婴儿皮肤，几乎再不会发生皮肤疾病，这个方法简单容易，无疑是解决婴儿皮肤问题的好技巧。

（5）利用孩子先天的潜能设计育儿法

新生儿从母体中分娩出来，对环境的适应是护理新生儿的重点。新生儿出生以后大部分时间处在睡眠状态，由于胎儿在子宫内是以趴卧状态为主，婴儿出生以后用爬行俯睡法（爬行俯睡法在第四章有详细介绍），能很好地帮助婴儿适应环境。婴儿从宫内到宫外环境的适应，可以用以下几个方法完成：抚触法、爬行俯睡法、潜能吸吮法、游泳洗浴法、运动训练法和生长发育指标法。这些方法都自然地延伸和发展了新生儿在胎儿时期形成的成长优势，这是人类初期所具备的良好发育特征。例如，胎儿是从母体里发育来的，他先天和母亲是一体的，密切的身体接触是他们出生以后不可中断的。胎儿都是趴在妈妈子宫里的，他们在子宫内生活在羊水中，吸吮羊水作为能量发展自己。新生婴儿具有抬头、爬行、抓握、开步走等智力潜能，后天积极地利用这些潜能，可以使新生儿均衡、健康、持续地发展。

俯睡可以保护小脑不受损伤，保护大脑迅速发育，使其颈部、胸部、背部、腹部、腿部等大肌群和骨骼，受俯睡被迫抬头、挺胸等整体协调的影响，促进骨骼肌肉的发育，加强身体的协调能力。同时，受俯睡的挤压影响，婴儿面部的双颊隆起，反衬双眼秀慧有神，形成椭圆形脸，面部凹凸标致，前额突出，后脑勺按出生时的脑弧线向外发育，头围饱满，头型脸形美观，颈部修长，两腿挺拔，形成优美的 S 形体形，彻底改变了东方人以往毫无活力和自信的扁、偏头型与体形。

（6）分娩

我认为剖腹产只适合救急，建议广大孕妇还是自然分娩，很多孕妇为了保持身材进行剖腹产，这违背了生育的自然科学性。自然分娩产下的孩子，后天发育及统合能力等会更好。母子经过共同的生产努力，会产生先天的亲和力，增强母子之间的感情，非常有力于后天抚养婴儿。自然分娩原本就是一件痛并快乐着的事情。就好比帝王蛾的故事，蛾子只有破茧而出，才能华丽新生。如果是通过人为的剪口，蛾子就飞不起来了，因为经过痛苦地顶茧，蛾子才能自由地飞，是翅膀顶茧充血才获得了飞翔的资本。同样的道理，婴儿经过产道的挤压，身体的微循环功能才会发达，身体、骨骼、肌肉、内脏和大脑充分充满血液，婴儿才能更健康顽强。人为地改变这个过程，只会降低婴儿的质量，被人类剪口出来的帝王蛾，永远地失去了飞翔的能力。剖腹产的孩子失去的，不仅仅是暂时的统合能力失调，对他们一生的影响也是不可估量的，而且开刀还会影响女性的身体健康，一刀下去，会割断许多的经络、神经和血管等组织，破坏了身体的完整和气血能量，是值得谨慎对待的事情，千万不要随意地人为选择剖腹产。

剖腹产对女性没有益处，也不可能因此保留青春美貌，美是发自内心的灵性彰显，尤其是女性，每个年龄段有每个年龄段的美，经过自然生产的妈妈会更美，孩子也会更强壮。请相信，和谐自然才是美。所以，对待生育，要靓母强儿，即孩子要强壮阳光，妈妈要靓丽智慧。

（7）开奶与认母

新生儿第一次吃奶叫"开奶"。什么时候开奶合适呢？过去强调母亲产后疲劳需要休息，所以一般在婴儿出生后6～12小时才开始产奶。后来专家研究发现，新生儿出生后的20分钟是开奶的敏感期，新生儿的吸吮反射最强，也是母子间感情联系的最佳时期，新生儿出生后与妈妈接触的时间越早，母子间的感情就越深厚，婴儿的身心发育就越好。医学上称之为"认母期"。

开奶与认母应该在婴儿分娩后10～20分钟进行，由医护人员协助产妇开奶。现在一般的医院都有这样的常识，产妇在娩出胎儿以后，一定要克服自身的疲劳与不适，认真地完成和宝宝的第一次开奶与相认。产妇在这个时候内心会产生巨大的母爱，要把内心强大的母爱能量输送到宝宝的心里。之后，父母需要经常把宝宝抱在怀里爱抚、安慰、哺乳或者用充满慈爱、欣赏的目光观察、凝视宝宝，把亲情与关爱灌输到宝宝的心田，和宝宝开始心灵的互动和沟通，这是人类基本的情感启动与亲情建立方式，这一点非常重要。在新生儿的心灵里有一个情感与自身安全感的程序阀门，就像呼吸系统一样重要，需要随着生命的降生及时启动，如果没有及时启动，婴儿的心灵情感就可能永远缺乏归属感，婴儿的心理与情感就不能正常发育，心灵就不能建立归属感与安全感。这对他一生的身心健康都将是一大缺憾。也就是说，我们千辛万苦十月怀胎，正常分娩出来的宝宝，就因为这样一个疏忽（或者是因为不知道），宝宝就有可能成为一个终生心理或情感缺失的人，即将生育的孕产夫妇必须高度重视。我们在关注担心宝宝身体健康的同时，更要注意及时地打开宝宝的心灵大门，让他们从出生起就和父母的心灵完全地沟通起来，把情感的归宿放在父母的身上，这样父母才能成为宝宝心灵与情感归宿的永久港湾。

（8）月子

孩子出生后，新妈妈体力消耗很大，这时爸爸才是最活跃的育婴分子，爸爸利用这段时间接近婴儿，能起到很好的亲子教育作用。应该把伺候月子的任务交给父亲。比如，婴儿喜欢趴在爸爸的肚皮上睡觉，千万不要剥夺婴儿的这份幸福，要知道，爸爸温暖的怀抱、柔软的肚皮可是婴儿温暖幸福的港湾，它最接近婴儿在母亲子宫内的感觉。这既能起到让婴儿习惯宫内环境与宫外环境和谐适应的作用，还能起到父子情深、心灵相通的纽带作用。父亲的爱好比阳光，可以照亮孩子心灵的整个世界。聪明的妈妈还可以借此巩固家庭的幸福，建立一家人的亲情和父子之爱，并且能够充分利用父亲男性的智慧、能力去引导、培养孩子，父爱是培养孩子情商的最佳途径。男性在初为人父的时候，有持续40多天的育婴热情和天才，产妇要学会利用这个机会，把新生儿彻底地交给爸爸培养，从此以后，就不是你和孩子离不开他，而是他再也离不开你们，让爸爸从此放不下孩子和你才是最高明的坐月子方式。

（9）亲密无间的儿女

宝宝的心理发育比身体发育要早要快，而且也只有心理的发育正常稳定，身体的发育才能正常，所有的后天身体发育不良，都是因为宝宝的心理发育不良造成的。我们人群中大部分的心理疾病者或心理发育不良者，都是在这一刻留下的隐患。所谓的情商高低，就是在这一刻决定的。

如果母婴产后超过 3 天再接触，就容易产生陌生感，造成产妇不喜欢这个婴儿，或者新生婴儿与妈妈的心灵沟通出现永久性的障碍，甚至会终身厌恶、反感亲生父母亲，所以，我们提倡产后及早给新生儿开奶认母。产后爸爸妈妈的心理情感中心也会同时释放巨大的亲子能量，亲吻、拥抱宝宝，满足宝宝的一切需求，喜欢把宝宝抱在怀里爱不释手。父母的亲情是宝宝情感与情商发育的沃土。但是，有时候事与愿违，这个巨大的爱的能量非常容易发展成溺爱，那样就又走向极端了。

孕产妇从进入产房开始，就在内心强烈期待能与宝宝立刻相认。分娩前，产妇就充满激情与渴望，想象着与宝宝的初次会面。产床上的产妇满脑子都是与宝宝见面的情景，能够减少痛苦，安全、快乐、健康地分娩出孩子。

曾经有个产妇后来和笔者交流感受，她说，分娩的时候，一心想见到宝宝，强烈地想去拥抱他，她都不知道肚子什么时候疼过，当时自己非常激动，医护人员都说没见过心态这么好的产妇，只用了 4 个小时就顺利地生下了女儿。见到女儿的那一刻，就感觉自己永远都不可能离开她了。骨肉亲情一瞬间凝聚在了彼此的血液骨髓中。当时她的丈夫在旁边陪产，她的丈夫当时说了一句话："感觉怀里抱的是一个天使。让我终生难忘。"

现在他们的女儿两岁了，母女、父女之间的默契和心灵感应，始终像第一次见面那样亲密无间。而且夫妇俩和女儿都非常自信，彼此之间的感情始终如一，历久弥新。良好的亲情开端开发出了女儿的高情商，女儿不但健康聪明，而且从骨子里散发出的智慧和气质，折服了所有见过她的人。夫妻俩始终认为，这一切和产前训练及产床上的特殊经历有关，是爱启动了天使般的女儿。而我相信，每个婴儿都是天使，就看你怎么启动他运行的轨道！

第三章　科学喂养

（1）母乳喂养

母乳营养丰富，搭配合理，易消化吸收，含蛋白质多而酪蛋白少，方便经济，是婴儿纯天然、最理想的食物。母乳富含优质蛋白、氨基酸和乳糖，对婴儿的大脑发育极为有利，母乳中所含的生长调节因子，有利于促进婴儿身体及神经系统的生长发育。母乳喂养时可增强母子间的感情，母婴的亲密接触，是新生儿获得安全感及心理情绪稳定的关键因素，能帮助新生儿尽快适应宫外环境。母乳喂养时可以密切观察新生儿，及时发现可能出现的一切异常，以利于及时纠正和治疗。母乳喂养有利于产妇的身体恢复，消耗由于妊娠囤积的大量脂肪，恢复体形。母乳喂养可以减少乳腺、子宫、卵巢疾病和癌症的发病率。可见母乳喂养对于婴儿和产妇有其他喂养方式无法取代的优势。

母乳喂养有许多好处，但也存在着一些弊端。例如，受产妇健康状况及泌乳情况的影响，会出现母乳质量差或奶量少的情况，直接影响新生儿的健康。有些产妇因患慢性病、传染病及遗传病，如乙型肝炎、糖尿病、结核病、艾滋病或者是这些病毒的携带者等，是绝对禁止哺乳的，这就需要人工喂养。

初乳下来之前，应坚持让新生儿每天数次吸吮母乳，产妇需要逐步熟练母乳喂养。初乳下来以后，应坚持母乳喂养，有些产妇的乳汁需要新生儿多吸吮、多刺激才能越来越多。所以，产妇一定要有充分的自信和毅力，坚持就能成功。

出生三四天的新生儿可能会遇到妈妈奶水不足或还没有完全下奶的情况，适当地添加水和其他代乳品，帮助新生儿度过短暂的缺奶期非常重要。并且要注意培养新生儿母乳和奶粉混合喂养的好习惯，这个习惯非常重要。新生儿是用口和舌认识世界的，有着极强的口舌识别能力，要培养其吃母乳和吃奶粉的习惯。否则，新生儿只认母乳或只认奶粉，都会给喂养带来极大的困难和烦恼，甚至导致婴儿营养不良，这一点需要父母高度重视。

传统育婴只是强调母乳的重要性，忽视了母乳的数量和质量，曾经给新手爸爸妈妈带来无穷的烦恼，除母乳之外更多的大脑营养素和其他重要营养素无法摄取，直接影响了宝宝的大脑生长发育。传统育婴，新生儿每月体重增加仅1斤左右，而科学育婴可以使婴儿每月体重增加3斤左右，且持续增加3个月，这样在100天时，婴儿就会获得一个坚实的身体成长基础，不仅可以轻松实现抬头、翻身、爬行，还为更进一步的智力开发奠定了基础。

（2）混合喂养

一般情况下，城市里纯母乳喂养少见，混合喂养比较实际。所以，千万不可偏食母乳，让新生儿只吃母乳而忽略了其他营养的摄取。新生儿从第15天开始要补充维生素，20天开始补锌，28天开始补钙，一出生就开始合理搭配活性蛋白粉或婴儿豆奶粉，要及时补充大脑营养素和氨基酸。保障新生儿每日体重增加50克，100天体重为15斤左右，1岁时体重为25斤左右。科学的营养才能使新生儿实现早抬头、早翻身、早爬行，达到提升智力、增强体质的目的。

以往人们盲目地强调母乳喂养，对没有母乳或母乳不够的事实和后果估计不足，往往容易造成婴儿喂养不当而影响其健康。家长甚至不让婴儿使用奶瓶奶嘴，误以为这些辅助的工具会使孩子后天嘴唇或牙齿变形，这些都是育儿的误区。正确的做法应该是在新生儿娩出时，准备 6 桶左右的高品质代乳品和优质的婴儿营养液，准备质地不错、大小合适的奶瓶 3 个，优质婴儿仿真十字奶嘴 3 个。在新生儿出生的 1～3 天内每天喂奶 6～8 次，每次给奶约 30～50 毫升。新妈妈要适当地感觉、估算新生儿吸吮母乳的多少，一般情况下，1～3 天的新妈妈，没有或者稍微有几毫升的初乳，新生儿一次需要 60 毫升左右的奶水，这与妈妈的母乳相差太大，所以应该每隔 3 小时（或者新生儿哭叫要吃奶时），每次喂 30～60 毫升奶水。出生 7 周左右的新生儿因其身体内的水分自然丢失，以及宫内宫外环境的不适应，一般体重呈下降状态，所以要及时正确地给足乳汁和水分。为保证健康哺育，建议混合喂养每日食物摄入量如下（从早上开始）：

6 点：20 毫升水 + 奶粉 + 1/2 包钙粉（28 天）+ 1 粒锌（15 天），20 分钟后给母乳，60 分钟后给水 30～60 毫升

9 点：鱼肝油（15 天开始按说明书给直接滴入口腔）+ 20 毫升水 + 奶粉，20 分钟后给母乳，60 分钟后给水 30～60 毫升

12 点：20 毫升水 + 奶粉 + 鳕鱼蛋白 1 粒，20 分钟后给母乳，60 分钟后给水 30～60 毫升

15 点：DHA 1 粒，10 分钟后给 20 毫升水 + 奶粉，20 分钟后给母乳，60 分钟后给水 30～60 毫升

18 点：20 毫升水 + 奶粉 + 1/2 包钙粉（28 天）+ 1 粒锌（15 天），20 分钟后给母乳，60 分钟后给水 30～60 毫升

21 点：20 毫升水 + 奶粉，20 分钟后给母乳，之后都给母乳。

成功实现混合喂养的关键在于注意反复估算母乳的量，具体的办法是把两个乳房的奶水完全挤出来（可用吸奶器吸），用有刻度的奶瓶测量一下。初期母乳一次的奶量约为 80 毫升，一个月以后一次不能少于 200 毫升，间隔时间不能大于 3 个小时，否则就是母乳不足。反复测量几次，妈妈就能够掌握自己一次能够有多少奶水，是否够宝宝吃。

许多年轻妈妈因为没有经验，不知道自己每次到底有多少奶水，而母乳里有催眠的成分，婴儿又小，吃不了多少就被催眠了，婴儿睡着了妈妈可能就以为吃饱了，结果是婴儿在没有吃饱的状态下睡了好几个小时，时间长了婴儿吃的奶量就越来越少，耽误婴儿的生长发育。这是个特别容易出现的喂养问题，年轻父母一定要引起重视。

　　正确的喂养办法是，随时观察记录婴儿每顿和每天吃的奶量，一天的总量不能少于500～800毫升，才能保证婴儿每天吃的奶量和婴儿增加的体重相符，同时注意婴儿的反应是否正常，情绪和生活规律有无异常变化。随着新生儿体重的增长要及时调整奶量，将制定好的食谱贴在墙上，另外用日记的方式，记录新生儿每日的摄入量及大小便排出情况，每天测量体温3次，体温偏低证明奶量不足或者营养不足，要及时更换奶粉，体温偏低同时说明孩子阳气不足，体内寒气、湿气过重，脾胃不和，易出现湿疹、体质过敏。每周测量体重2次，以便观察掌握新生儿的喂养是否合理，生长发育是否达到最佳状态，出现异常可以随时纠正。

（3）人工喂养

　　没有母乳或产妇患有疾病不能哺乳，采用代乳品喂养婴儿，称为人工喂养。选用优质婴儿配方成长奶粉，常用的牛奶与羊奶营养价值相似，牛奶中可吸收的白蛋白少，不宜消化，造成大肠杆菌偏高，注意添加双歧杆菌制剂；羊奶缺少叶酸，容易发生贫血，每天要添加叶酸。无论使用牛奶还是羊奶，都要添加活性乳清蛋白粉或植物蛋白粉。使用婴儿成长配方奶粉要详细阅读成分及配比标准，注意其营养及浓度，仔细观察新生儿体重增长情况，同时注意奶粉的消化吸收情况。选择好某种品牌的奶粉，要坚持使用到3周岁，尽量不要频繁更换品牌。建议人工喂养的参考食谱如下（从早上开始）：

　　6点：50毫升水＋奶粉＋1/2包钙粉（28天）＋1粒锌（15天）

9 点：50 毫升水 + 奶粉 + 鳕鱼蛋白 1 粒，鱼肝油（15 天后按说明书给）直接滴服

12 点：50 毫升水 + 奶粉 + 营养液 1 支

15 点：DHA 1 粒，10 分钟后 + 50 毫升水 + 奶粉

18 点：50 毫升水 + 奶粉 + 1/2 包钙粉（28 天）+ 1 粒锌（15 天）

21 点：50 毫升水 + 奶粉

两顿奶之间，给水 60 毫升左右 + 维生素 1 粒 + 营养液 1 支 + 能量合剂 1 粒等调配成的营养水。随着婴儿体重的增加要及时调整奶量，将制定好的食谱贴在厨房。记录新生儿每日的摄入量及大小便排出情况，以便观察新生儿的喂养是否合理。新生儿每日体重增加 50 克，满月时体重可以增加 1 500 克，3 个月时体重为 15 斤，6 个月体重为 18 斤，9 个月体重为 21 斤，1 岁体重为 25 斤左右。这时体重增加的重量主要是血液、肌肉和骨骼的重量，千万不要让肥胖成为这个喂养标准的目标。这个指标同样适合母乳和混合喂养的新生儿，婴儿 1 岁以内的食谱和喂养时间基本如此，随着婴儿长大，只需要再增加奶量和添加其他营养素即可。

（4）"小猫小狗"的喂养方法

笔者认为，婴儿肥胖是发育的天敌，要禁止婴儿肥胖，不要以为吃得越多越好，年轻的父母总是希望把孩子喂得饱饱的，少吃一顿少吃一口，都会让妈妈们不甘心，恨不得孩子一口就能吃成个大胖子。没想到，喂得过饱的孩子将失去健康和主见以及自主成长的智慧，越是过度照顾喂养的孩子，越是过早地脱离了正确成长的轨道。长大以后对什么事情都会感觉茫然，犹豫不决，拿不定主意，选择决定的事情往往被动而没有主见，这是个很糟糕的育儿误区。当然，消瘦和营养不良也会影响发育，母乳喂养的年轻父母要特别注意，母乳喂养有催眠的作用，婴儿吃母乳的时候容易睡着，不要以为他饱了，实际上肚子可能还空着呢。所以，年轻的父母一

定要制定健康科学的食谱和食量。另外，要鼓励培养婴儿自己吃奶和吃饭。提倡"小猫小狗"的喂养方法，对于 10 个月以后的婴儿，平时要把食物放在婴儿能够独立取到的地方，训练婴儿自己吃东西，哪怕婴儿是用手抓着吃，都比被动地接受成人喂食物要好。父母亲自用勺喂养，会剥夺孩子的独立能力与生存能力，只会造就更多的新一代"能力病夫"。千万别小看了婴儿，他们会想办法填饱肚子，亲自去领会、探索、体验"饿"与"吃"的真谛，这是儿童建立生存意识最重要的经验，也是儿童探索建立生存智慧的萌芽阶段。

（5）潜能吸吮法

1 岁以内的婴儿，长时间地处于睡眠状态，对其饮食习惯的培养很重要，一定要培养他们按时定量吃奶，平均每隔 3 个小时喂奶一次。睡眠是婴儿的特征，长时间的睡眠和补充营养造成了矛盾。潜能吸吮法，就是在婴儿处在睡眠状态下，根据胎儿期吸吮羊水的本能，用奶瓶给婴儿喂奶水，让婴儿睡觉的时候也能够到时间就吃奶，这样就不会耽误婴儿吃奶，保证婴儿体重增加和饮食习惯的培养。

胎儿在宫内可以潜能吸吮羊水作为营养补充，潜能吸吮即在浅睡眠状态下，本能地吸吮乳汁的能力。新生儿一天的大部分时间都处于睡眠状态，不能够长时间保持清醒，使喂奶发生困难。在新生儿长时间的睡眠中，要用潜能吸吮法补充适量奶汁（每次大约 60 毫升），既能保证睡眠质量，又能提供所需营养，这也是新生儿喂养的又一技巧。新生儿随着不断成长，可能会出现拒奶现象，或者因为疾病及其他原因出现哺喂困难，这时都可以用潜能吸吮的方式将营养及时地补充给婴儿。这也是保证新生儿健康成长，培养食物结构的良好手段。随着婴儿的成长，潜能吸吮就会逐渐消失，所以要及时训练，逐渐熟练。

潜能吸吮的具体操作方法，出生正常的新生儿或婴儿在浅睡眠状态均可以实施，准备一个容量为 100 毫升的奶瓶，配一个十字奶嘴。每次摄入量为 50～100 毫升，可以是白水、奶汁等，千万不可以用这个方法喂药或者刺激性比较大的食物。家长坐在床边或椅子上，将浅睡眠中的婴儿抱在怀中，让婴儿的头枕在家长的肘关节上，同侧的手臂同时托住新生儿的臀部，将其保护在一侧手臂中，另一只手拿起备好奶汁的奶瓶，将奶瓶奶嘴对准婴儿的嘴唇，奶嘴和婴儿的嘴唇贴紧平行，轻轻地向下推入婴儿的口中，奶瓶逐渐与婴儿的口腔垂直，另一只手轻拍新生儿的臀部，握住奶瓶的手用中指或食指轻弹奶瓶，婴儿即出现吸吮吞咽奶汁的动作。家长要密切关注宝宝的吸吮和吞咽动作，进行潜能吸吮喂养，切不可分散注意力（聊天、看电视等）。如此反复几次，潜能吸吮喂养即可成功。潜能吸吮可以随时使用，帮助完成每日婴儿所需营养的摄取。

（6）消化道就是健康道

婴儿的口腔小，舌体短宽，两颊有厚厚的脂肪垫，咀嚼肌发育良好，这些解剖结构适合喂母乳，唾液腺发育不好，唾液分泌少，容易发生黏膜损伤。3～4 个月大的婴儿，唾液分泌明显增多，婴儿也开始有生理性流涎现象，这是因为婴儿口腔容量小，又不会及时吞咽唾液造成的正常生理现象。

婴儿的食管下端贲门括约肌发育不成熟，胃多呈水平位，幽门较紧张，所以吮奶时经常会吞咽过多的空气，易发生溢乳或呕吐。婴儿胃的容量较小，新生儿为 30～90 毫升，3 个月以后为 250～300 毫升。婴儿胃的排空时间因食物种类而异，母乳需 2～3 小时，牛乳需 3～4 小时，水需 1～1.5 小时，因此，给婴儿喂奶的间隔时间不能过短。婴儿的胃液分泌较少（有助于母乳中的免疫成分在胃内不被破坏），所以婴儿喜欢吃酸性食物。

婴儿的肠道较成人长，肠管的面积相对较大，有助于肠道摄取营养。

其乙状结肠和直肠相对较长，粪便中的水分容易被过度吸收，所以婴儿容易便秘。婴儿的胃和结肠反射较活跃，肠蠕动较强，加上大脑皮层发育不完善，不能随意控制排便反射，所以易在饭后排便，且大便次数多。婴儿整个肠管都有气体，所以婴儿腹部经常饱满，有时能看到肠型，肠系膜较长，活动度较大，容易发生肠套叠或肠扭转。

婴儿的胃类似酒瓶垂直的形状，因此，婴儿在喝奶后立刻躺下或被激烈摇晃身躯时便会吐奶。胃容量约在 50～250 毫升，故婴儿小的时候，不宜一次大量喂奶，以免发生吐奶。婴儿肠管的长度约是其身长的 6 倍，而成人的肠管只有身长的 4 倍。婴幼儿肠壁的吸收能力显然比不上成人，因此，遇到难以消化的食物时，极易发生腹泻。

孩子出生，喂养是头等大事，脾胃是消化系统的主管，心与小肠相表里，肺与大肠相表里，心肺直接参与消化；胆汁是消化的重要酶，肝系统把食物原料最终转化为血液，完成了消化吸收的全过程。膀胱排泄水分，肾是消化的元气动力。由此可知，通过消化道就能够调整整个脏腑的功能，消化道即健康道，搞定消化道就搞定了健康，五脏六腑的功能与疾病都可以在消化道进行预防、调理、治疗。

（7）肠胃才是真正的脸面

脸面上是胃经、肝胆经等消化道器官经络集中的地方，是裸露在面子上的消化道。所以，脾胃肠道的功能状况直接写在脸上。面色滋润，白里透红，人自然精神爽悦，一派健康祥和的景象，就是消化道最好的写真。

婴儿的消化器官发育不完善，功能低弱，很容易引起各种消化系统疾病。0～12 个月的婴儿，吸吮功能最好，最适合粉类乳奶食品。所以，婴幼儿胃肠护理的重要意义，在于开发和保护消化道。以往人们总是以温热的碎粥烂饭定位婴儿的饮食习惯，这样会使婴儿的胃肠功能得不到有利的开发和保护，是后天胃病发生的根本原因。

婴儿的饮食大致分为 3 个时期：0～11 个月为粉类食品时期，11～12 个月为泥类食品时期，12 个月以后才能根据消化道的具体情况添加固体食品，混合喂养。盲目过早地增加食物是育儿大忌，一定要谨小慎微，防微杜渐，因为消化道一乱，整个身体就会大乱，且一发不可收拾。可以说，儿童的所有疾病都是从消化道开始的，也就是说，饮食不当干扰或者破坏了消化道。

　　使用凉奶和凉水喂养在西方国家已经很普及了，我国在这方面尚处于尝试阶段，婴儿纯净水和婴儿专用消毒奶已广泛面市，在婴儿的哺育方面作出了积极的贡献。现代父母随着社会变革及世界一体化的发展，育儿观念逐步改善，寻找适合现代婴儿成长的方法在早教领域里已蔚然成风。丰富的营养、科学合理的食物结构、在婴幼儿期培养良好的饮食习惯，具有积极深远的意义。

　　培育身心健康快乐的儿童，是育儿的最高境界和目标，保证婴儿身心健康的前提条件，是拥有强壮的胃肠功能和合理的营养补充。维护人类胃肠道健康的使者是双歧杆菌，在婴幼儿的胃肠道中，需要家长帮助建设一支强有力的双歧杆菌"部队"，这样，就很容易解决育婴的第一道难关——消化道疾病。

　　如何让婴儿吃好长壮？健康人的肠内栖息着大量的双歧杆菌。最典型的代表是吃母奶的婴儿，他们的肠内细菌丛 99% 都是双歧杆菌。由于双歧杆菌可制造出乙酸和乳酸，所以肠内的 PH 值偏向强酸性，可以抑制病原菌的繁殖，防止人体受到感染，吃母奶的婴儿，较少发生腹泻或肠炎，死亡率也比较低，原因就在这里。当然，不但婴儿如此，儿童和成人也一样，双歧杆菌在肠内越占优势，人体就越不容易遭到病原菌的侵入而感染疾病。

　　蛋白质在肠内被有害菌分解时，会形成氨和硫化氢等腐败物质。这些物质被人体吸收后，容易引发疾病，从而损害健康。孩子粪便发出的腐臭味就是这些腐败有害菌产生的。如果体内双歧杆菌比有害细菌强大，就可以控制肠内的腐败有害菌，从而保障肠道功能的健康通畅。双歧杆菌还可以制造维生素 B_1、维生素 B_6、维生素 B_{12}、维生素 K_{12}、烟酸和碘等元素，其中有一部分会被人体吸收，对人体有莫大的助益。如果要想让肠内有益菌丛双歧杆菌占主角，就要补足低聚糖，从而使孩子肠道正常。

（8）吃的习惯大于天

喂养婴儿，首先要注意培养婴儿既吃母乳，又会使用奶瓶的习惯，切不可养成婴儿只吃母乳或只吃奶粉的习惯，否则婴儿稍大一些想改变这种习惯是非常困难的，会给育儿带来极大的麻烦。给婴儿增加营养素的时候，尽量把要补充的营养素放在奶里或水里一起喂下去，婴儿越小的时候就给他们增加有特殊味道的营养素，就越容易让他们接受并且喜欢上这种营养素的特殊味道，这种营养素也就能够成为他们终身喜欢的食物，如豆类、藻类、卵磷脂等。尤其是水里添加维生素、螺旋藻、DHA、氨基酸等物质，更容易让他们长大以后喜欢这些营养素，如能及早扩大儿童的食物范围和味觉能力，以后给他们增加食物就非常容易。

喂养婴儿要坚持使用婴儿食品。家庭的厨房是用来加工成人食品的地方，不具备加工婴儿食品的功能，我们以为将新鲜蔬菜榨汁或熬煮，可以获得蔬菜的营养喂养婴儿，其实这是绝对错误的。因为我们自己榨的菜汁、果汁从营养成分和卫生条件上，都不符合婴儿的胃肠功能，同时容易把病菌带入其中喂给婴儿。熬煮的果菜汁在加工过程中，高温将其维生素等营养成分破坏，反而容易将果菜中残留的有机磷农药等溶入水中让婴儿误食。所以，在婴儿的饮食搭配、营养选择、食物结构培养过程中，家长应该有专业的婴儿食品概念，尽量选择完全符合婴儿年龄的专用食品。完全以婴幼儿健康成长所需营养为依据，添加维生素和微量营养素的同时，增加的食物一定要能够升高体温，用食物升高体温的本质就是大补壮阳，体温决定了健康。这样既能满足婴幼儿成长所需，又保护了婴幼儿的胃肠功能。从婴儿粉类食品过渡到泥类食品，我主张在 1 岁以后再逐渐添加食物。但无论如何，对于 1 岁以内的婴儿，奶水应该始终作为婴儿的主食，其他食品只作为辅食添加。切不可从婴儿 6 个月以后将主食和辅食颠倒使用，造成婴儿吃饭比吃奶多。婴儿即使吃下去饭食，但吸收并不好，所以有很多传统食物喂养的婴儿，6 个月以后，会出现体重停滞不长，或增加极为缓慢的问题，是困扰婴儿正常发育的一个特大误区，家长要格外小心。

食物在宝宝幼嫩的小肠和大肠并不能被很好地吸收排泄，这样大小肠的功能就被过度利用甚至破坏。我们知道，小肠与心脏相表里，大肠与肺相表里，肠道功能就是心肺功能，大、小肠使用消耗的是心脏和肺的能量，心脏是生命力的发源地，生命力下降，发育肯定停滞不前，生命的质量和本能随之降低。大肠不好又影响肺功能，感冒、腹泻就是家常便饭，所以说吃的习惯大于天。

（9）食物结构越素越健康

婴儿第一年要坚持以奶类食品为主食，同时要提供丰富的微量元素和身体重要器官发育必需的营养素。现代营养学将豆奶和蛋白粉，用于配合母乳开发婴儿的食物结构，培养儿童未来喜食豆制品和植物食品的习惯，值得年轻父母采纳。在婴儿时期，使用豆奶粉加蛋白质，同样可以培养出和母乳或牛奶相媲美的健康体质。将豆类、植物类营养引入婴儿食物结构具有积极的意义。传统方法习惯使用牛奶的方式，在实践中已经证明其不完善和不科学。单纯牛奶喂养容易使婴儿后天发生胃肠疾病，并且广泛地造成炎症或龋齿，应该引起年轻父母的注意。在婴儿乳类食品中加入营养液以及菌粉和蛋白粉等习惯，是符合科学道理的。

婴幼儿时期特别容易培养科学的食物结构和饮食习惯，一定要从这一时期入手，学习掌握科学的婴儿营养饮食概念。婴儿期的健康成长能够鼓励父母坚持科学喂养，并全面开发婴儿的胃肠功能，培养适合婴儿的素食食物结构及饮食习惯。年轻的父母也要做好家人的工作，全家动员，共同配合才能完成婴儿饮食工程的建设。只有家庭的食物结构和饮食习惯科学、合理、健康，才能保障婴儿长大以后，具有健康的体魄和健康的食物结构。

　　1岁以后食物结构培养的过程中，还要引导婴儿养成喝奶的习惯，对于蛋白质、脂肪类以及五谷杂粮、面类、果蔬及矿物质食物，随着年龄的增长逐渐全面合理地增添。千万要注意预防传统育儿方式中，只注重培养孩子喜吃肉类、高脂肪、高糖类食物，养成后天对这类食品的依赖、嗜好，这一点要彻底地与传统观念绝裂。蛋类、鱼类、菜类、米面类、肉类、五谷杂粮等各种食物，应均衡科学地提供给婴幼儿，不要暗示或故意培养婴儿对某类食品的特殊喜好，因此造成的偏食、挑食，出现营养不良或营养过剩，均是危害儿童后天健康的因素。拥有了健康、强健的胃肠消化吸收功能，再加上科学的食物结构及饮食习惯，才是孩子一生健康的法宝。

（10）婴儿营养液和大豆低聚糖

　　大豆低聚糖是大豆中所含有的可溶性糖类的总称，其主要成分是水苏糖和棉子糖，是双歧杆菌的食料。所以，大豆低聚糖就是肠内有益菌丛的建设者。婴儿的胃肠功能失调，主要与低聚糖的摄取不足有关。我们知道婴儿缺铁缺钙的危害，今天，我们又知道了缺少低聚糖造成的消化道功能紊乱。可以说，婴儿大部分的消化道疾病，都是由于缺少营养素和低聚糖引起肠内双歧杆菌减少，无法对抗肠内大肠杆菌等有害菌的结果。补充婴儿营养液是婴儿摄取造血元素和双歧杆菌低聚糖的最好方式。

　　蛋白质不仅是构成我们身体的主要物质，而且是孩子健康成长每天必需的营养物质。婴儿每天大约有70克蛋白质被分解排出体外，因此，每天必须补充的部分就要比排出的这部分多。食物中的蛋白质在体内需要双歧杆菌的帮助，才能分解成相应的氨基酸等被身体吸收，再转化成血液成分输送到身体的各个部位，在细胞内再合成人体所需的蛋白质。人体所需的蛋白质，是由 20 多种氨基酸以不同形式结合而成的，其中有 9 种氨基酸在体内不能合成，我们称之为必需氨基酸，是必须从食物中摄取的氨基酸。儿童时期，摄取蛋白质的主要来源为乳汁、菌粉和蛋白粉，同时，要利用大豆低聚糖保证肠道双歧杆菌的数量，才能为生长发育提供足够的蛋白质，这是家长必须要学习了解的婴儿营养概念。

大豆具有的优良健康营养功效，增强了我们的体质。大豆低聚糖增加双歧杆菌的效果要比食物纤维强很多倍，是最值得婴幼儿使用的营养素，是孩子成长的健康伴侣。大豆低聚糖与婴儿奶粉组合使用，可将婴儿奶粉中的有效成分和不良代谢产物全面综合利用，是育婴的必需品。保护增加婴儿肠内的双歧杆菌，是防病治病最简便的措施。

（11）体重决定身高和健康

从出生到 6 个月，是婴儿体重和智力增长最快的时期，也是其身高体能的快速发展时期。婴儿时期具有开发身高、体重超常发育的可能，这对其一生的健康具有深远的意义。婴儿体重、身高发育的敏感期决定了婴儿一生的体质健康基础，尤其是对身高的发育具有非常重大的意义。婴儿 1 岁的时候体重达到非常理想的 25 斤，身高就可以增加到 80～90 厘米。婴儿 2 岁体重为 30 斤，3 岁体重为 35 斤，身高是 90～110 厘米。

一定要准备皮尺和婴儿体重秤，从婴儿出生开始到 3 个月，每 10 天要测量体重、身高、头围和胸围各一次，3 个月以后每月测量一次，同时要做好记录。在这本书的许多地方，笔者都在不厌其烦地叮嘱家长要及时寻求专业机构或育婴医师的帮助。在笔者的经验里，年轻的爸爸妈妈们因为第一次生育孩子，没有正确的经验和方法，拿婴儿做试验会出现问题，有的问题能够纠正还好，有的就没有那么幸运了。

　　婴儿时期有许多指标，是决定他们未来身体与健康质量的关键，不是很了解的家长就非常容易耽误或忽视。而在实际操作过程中，对于做得对不对或者全不全面，更需要有专业医师的指导和检测，也需要有具体的指标和措施，出现问题或疑虑的时候及时补救。不要把早期出现的小问题遗留成终生的身体缺陷，器官的缺损或发育不良会影响身体的发育甚至形成疾病，为以后的人生和健康留下隐患。

（12）警惕营养不良

　　儿童体重及身高的增加，要严格地把握营养的合理性和科学性，既要做到营养合理，又要科学地开发胃肠功能。掌握好营养的搭配与婴儿身体发育的需要，才能够避免出现营养不良。

　　凡是婴儿时期出现的营养不良，身体消瘦、肥胖、体弱或疾病，都是因为家长对婴儿的食物结构搭配不合理，或错误依赖不良家庭食物结构的结果。尤其是我们的长辈，因为他们过去困难的生活经历，将肉类、高脂、高蛋白、高热量或者是过分精细的食物作为好营养的标准，给孩子多吃或偏吃这类食品，养成孩子错误的食物结构和饮食习惯，就会导致孩子偏食或对肉类、高脂、高蛋白类食品感兴趣乃至成瘾。这是一个影响人类健康的误区，这样的食物结构是影响我们健康的大敌，它使高血脂、高血压、糖尿病、脂肪肝、癌症、血液病等疾病逐渐走向儿童。这不单对孩子的生命健康有害，家长也应尽快走出这个误区，只有建立起科学合理的食物结构和饮食习惯，才能够保证孩子和全家人的健康。

第四章　正确的睡眠

（1）正确的睡眠时间

身体造血必须要在特定的时间进入深度睡眠才能进行，这样的睡眠才能起到维护健康的作用。这一点，也同样被很多人所忽视。一天之中，除了晚上21点至凌晨3点开始的深度睡眠有造血的作用，其他时间的睡眠只能缓解疲劳，或者可能加剧疲劳。所谓婴儿般的睡眠，是因为婴儿在身体需要造血的时候，自动地完全放松了全身心，让大脑的波动频率处在很低的节律，然后自然地进入睡眠造血状态，身心同时得到修整。所以，这样的睡眠就是完全的大脑和身体的休整，是在身体需要造血的时间自动进入深度睡眠。

社会在发展，健康也越来越受到人们的重视。为了获得健康，人们求医问药去补充大量的营养品，但却往往事与愿违。其中一个重要的原因，就是我们不了解血液的生成与深度睡眠的关系，忽视了身心需要休息的生理要求，错过了身体造血时间需要的深度睡眠。许多处于亚健康的人，往往是他们的睡眠不能起到造血作用而造成的。虽然睡着了，但是醒来以后仍然很疲劳；而且随意地改变睡眠时间，或在大脑已经完全疲惫不堪的时候才去睡觉，不懂得在睡觉之前有意识地让大脑的波动频率降低，而有益于进入深度睡眠的道理。睡眠就成了一种被动式的身体和大脑缓解疲劳的方式，久而久之，失眠或睡眠不足的问题开始扰乱身心。没有了正确的睡眠时间，就没有了身体的造血功能，身体不能正常造血，营养就不能被吸收利用，必然导致身体的气血能量不断下降，身体就会处于亚健康的状态。

　　所以，真正理想的睡眠是大脑和身体得到修整的同时完成造血的过程，这样的睡眠才会越睡越健康，醒来以后感觉浑身充满活力，精力充沛。可惜的是，我们大部分人不知道或忽视睡眠和造血的关系，所以，很多人往往是在宝贵的造血时间做消耗身体的事情，导致健康出现状况。这不能不引起大家的重视。所以，一定要保证婴儿的睡眠，教导孩子早睡早起。

（2）在睡眠中聚集能量

　　新生婴儿具有以睡眠为主的发育特性，睡眠对于他们的成长和营养同样重要。婴儿睡眠质量越好，越有利于营养的吸收，身体的发育状态也才能更快速、优越。婴儿的发育需要大量的新鲜血液，这就需要婴儿经常处在深度睡眠的状态，才能制造充足的血液。因此，正确充足的睡眠和营养补充，才能保障婴儿气血能量的不断提高。

　　睡眠不足对婴儿会产生诸多危害。首先，睡眠不足会影响调节食欲的荷尔蒙。睡眠少于 4 小时，指示大脑停止进食的荷尔蒙瘦素会减少 18%，而启动饥饿感的荷尔蒙则增加 28%，因此会使人胃口大开，强烈需求高热量、高盐分及淀粉类食物，可能因此促成肥胖。其次，睡眠不足导致体内胰岛素的分泌变差，影响新陈代谢。睡眠不足会使儿童生理机能紊乱，神经调节系统失调，食欲不振，抵抗力和免疫力下降，再丰富的营养也起不到作用。

　　睡眠质量的好坏与婴儿小脑及头型的发育密切相关。婴幼儿如果睡不好，容易出现学习活动困难、行为偏差、注意力不集中、记忆力减退、失去耐性，甚至焦虑、忧郁、情绪及精神障碍等不良状态。睡眠好是人生重要的财富之一，能像婴儿般熟睡，是很幸福的事情。

　　婴儿要获得好的睡眠效果，需要注意睡觉的时间，婴儿要早睡晚起，尽量在晚上8～10点就开始进入睡眠状态，那是婴儿的身体需要在深睡眠状态进行造血的时间段，是提高身体气血能量的唯一捷径。

婴儿睡眠的房间应该有极好的通风换气条件。婴儿的身体及大脑发育对氧气和光照的需求量极高，睡眠质量是婴儿成长护理的又一个关键因素，睡得好才能吃得好，才能发育得好。

（3）爬行俯睡育儿法

爬行俯睡育儿法，就是让婴儿趴着睡眠或者趴着练习抬头、挺胸、翻身，促进婴儿早日翻身爬行的方法。婴儿是爬向世界的，从胚胎开始，婴儿要经过两年的充分爬行，才能独立地走向世界。而爬行早是婴儿大脑智商发育好，身体协调能力强的标志。俯睡、俯卧有利于翻身爬行，是促进婴儿提早爬行的捷径。婴儿出生就开始坚持趴卧俯睡，身体自然就会努力趋向爬行活动，好像时刻在指示身体向前爬去，这正好符合婴儿不会站立只能爬行的特征，促使身体和大脑及早协调一致。

护理刚刚出生的婴儿，首先要帮助宝宝适应宫内宫外完全不同的生存环境，培养宝宝合理规律的起居、饮食、生活习惯，最大的问题是解决宝宝的不适、紧张和恐惧，建立安全感。由于新生儿神经系统尚未发育完善，非常容易惊恐，尤其是在睡眠的时候，任何动静都能干扰宝宝，引起惊吓、紧张、恐惧。安抚宝宝的情绪，使他们不受外界干扰，安静地成长，要从俯睡入手。爬行俯睡育儿法，是我们经过多年的育儿经验摸索出来的，经过了无数成功案例的验证。它符合延续了胎儿在宫内趴卧的特征，能够很好地完成从宫内到宫外环境的适应，使婴儿身心不受伤害；它可以提高婴儿的肺活量，促进呼吸系统的发育成熟；保护心脏，有利于深度睡眠；防止宝宝着凉，预防腹泻感冒，增强体质，是安抚宝宝最实用有效的方法。而且，中医讲，侧卧养肝，俯卧养肺，仰卧护脾胃。婴儿肺功能是最需要颐养护理的薄弱环节。肺金生肾水，养足肺系统就是最好的开发智力的方法。

（4）婴儿俯睡的操作方法

首先让婴儿熟睡，再把婴儿从仰卧位翻成俯卧位：左手放在婴儿的胸部，右手插在婴儿的肩颈部，左手轻轻向下用力，右手轻柔迅速侧转婴儿的身体，直接将婴儿翻成俯卧的姿势，把婴儿的头与两肩同时放在睡枕上，两手自然放在头的两侧，两条腿自然伸屈。俯卧位婴儿的手脚绝对不能捆住，两次睡眠面颊要左右交替，当婴儿趴着的时候他会本能地想方设法使自己舒适一点，但由于婴儿的自身保护能力差，第一次俯睡的时候，要由婴儿保健医生指导，而且一定要使用专业的婴儿头型护理枕头，长期俯睡的婴儿要由专人看护实施，无人看护或者夜间睡眠，不能采用俯睡，以免发生意外。（图 4 - 1 所示）俯睡在益智枕上的婴儿。

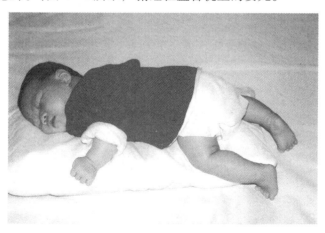

图 4 - 1 俯睡在益智枕上的婴儿

婴儿专业头型护理益智枕的内芯有专用气孔，用来注水和吹气，夏天温度高的时候注水，刚刚注好水的护理益智枕要放一会儿再用，以免太凉影响婴儿的身体温度调节。吹气的时候，像吹气球那样吹起来就可以了，俯睡的枕头不要吹得太高，要根据婴儿的需要来确定。

需要注意的是，婴儿睡在俯睡枕头上，无论是仰卧还是俯卧，一定要双肩都在上面，甚至可以整个身体都放在枕头上，头顶要与枕头上端差不多相平。无论婴儿以什么姿势睡眠，护理枕均能全方位托起婴儿的头部、颈部和胸部，完全可以保护好头围和胸围，对睡扁、偏、歪、斜头的婴儿也能起到矫正作用。婴幼儿头型塑造得好，其面部轮廓的生长就会很协调、饱满，发育也会更加旺盛。这样，头型不会变得扁、偏、尖、歪、斜，脸庞也不会变形，五官也就更加和谐、端庄、漂亮！

（5）效果惊人的俯睡

俯睡激发婴儿依靠自己的力量成长，是婴儿自己发展自己的开始，经历着第一次成长经验和挑战机会。新生命充满顽强的生命力，他们的身体、思想、动作表现出强烈的生存欲望，磅礴而出，强有力地支持开发婴儿的生命潜能。婴儿完全能够依靠与生俱来的生命力，把自己发展成充满自立精神和顽强的生存力的杰出儿童，人类幼年优秀，成年以后将更加优秀，需要的是保持那份与生俱来的始终顽强的精、气、神。图4－2所示为俯睡以后的婴儿头型。

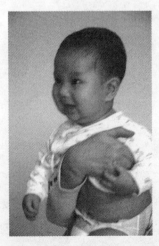

图4－2　俯睡以后的婴儿头型

对初生婴儿来说，睡眠对他们的意义非同寻常。充足的睡眠不仅能促进婴儿的生长发育，更能提高他们的大脑智力，增强他们的抗病能力。人们通常说的婴儿是在睡着的时候长个子，这是有科学道理的。新生婴儿的特征就是睡眠，因此睡眠好不好，直接影响到婴儿的健康成长和大脑发育。那如何才能使婴儿保证充足而高质量的睡眠呢？俯睡更符合他们在子宫就已经习惯的趴卧睡眠姿势，是婴儿获得充足的深度睡眠的理想方式。

俯睡给婴儿创造安全的心灵抚慰，新生婴儿在一天之中可以重复数次使用俯睡，6 个月大小的婴儿可以在成人的看护下始终俯睡。婴儿清醒时，也可以重复数次俯卧在专业护理托枕上帮助其练习抬头和翻身。

俯睡 60～180 天的时间，就可以使婴儿产生良好的自信心和独立意识，建立喜悦快乐的心境，并且排列组合在大脑相应的生理结构区域，形成其未来心理、性格发育的重要组成部分。在抬头翻身活动能力的带动下，这种心理智能会神奇地带动指引其他的智力能力向着阳光朝气的方向发展。满月的婴儿就能够出现丰富的面部表情及爽朗愉悦的笑声，表现出自然快乐的成长状态。图 4-3 所示为宁静安详的婴儿俯睡状态。

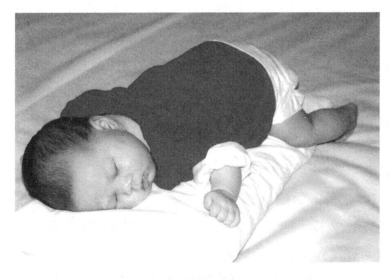

图 4-3　宁静安详的婴儿俯睡状态

但要注意，俯睡时一定要有专人看护。过去，亚洲国家普遍不让婴儿俯睡，因为人们的经验和方法不足，可能会出现危险。所以，爬行俯睡育儿法的实施，一定要使用专业的婴儿俯睡护理枕头，专门为婴儿俯睡设计发明的俯睡枕，合理透气，能够确保婴儿的安全。

我们过去跟踪指导了大量的母婴案例，采用俯睡护理的月子婴儿，家长普遍的感觉是宝宝不爱哭闹，脾气性格温和稳重，长大了也不爱生气，不爱生病，所以家长非常满意。因此，家长们也很信任我们，孩子都十几岁了还把我们的一些方法当做养筋骨的"金科玉律"，遇到其他育儿问题还是习惯给我们打电话咨询，我们自然成为十几年的老朋友。我们也很珍惜这份信任和友谊。

（6） 睡眠姿势的优势

我们了解了睡眠对于婴儿的重要性，接下来看一下睡姿与婴儿成长的关系。睡眠姿势主要有仰卧、侧卧和俯睡三种，不同的睡姿都有自己的优缺点，下面逐一进行介绍。

仰卧睡姿是我们国家传统育儿习惯的睡姿。主要缺点是：婴儿长时间仰卧在较硬又不透气的睡枕上，易造成偏头、扁头、歪脖、方颅和偏脸；使枕骨变形，小脑发育受损，压迫后脑勺血管神经，影响头部血液循环，造成环秃；不利于婴儿呼吸，婴儿四肢和身体因缺乏安抚容易暴露在外，引起着凉和惊恐，发生感冒和腹痛；当婴儿呕吐漾奶时，容易流入呼吸道发生窒息；容易受惊，不易进入深度睡眠；手脚和身体始终处在紧张状态下，影响身心发育。仰睡的优点是：家长容易观察其脸部表情，适合患儿和弱小儿使用。

婴儿长时间侧卧、侧睡，容易发生偏脸子，出现偏扁头型和脸形，影响美观，严重时可能造成婴儿五官变形或斜视、左右脸部不对称等。如果长期采用左侧卧睡，容易压迫心脏影响呼吸，还容易引起婴儿呕吐或漾奶。

俯睡长期以来被人们所忽视。在我国有一种偏见，认为俯睡容易引起小儿窒息。其实婴儿本身就有防御能力，当婴儿的手脚不被束缚，能自由活动时，婴儿自己会把脸朝向一侧，本能地将口鼻暴露出来。俯睡或者俯卧可以提高孩子的肺活量，促进呼吸系统的发育和成熟，可使婴儿小脑发育正常，使后脑勺按出生时的弧线向外充分发育，头围增大，颈部修长，两腿挺拔，容易形成标准的S体形。俯睡有利于婴儿抬头挺胸，并带动其颈部、胸部、上肢、背部、腿部等大肌群和骨骼得到迅猛的发展，有利于婴儿抬头翻身和爬行的训练，大大提升了婴儿的成长指标。俯睡时，由于四肢活动独立方便，增强了婴儿的自我保护意识，可以防止婴儿着凉感冒，减少腹痛。婴儿发生呕吐和漾奶时，也会顺嘴角流下来，不易发生窒息。

综上所述，我们建议婴儿每天不要固定一种睡姿，应以几种姿势交替进行。一般在有人看护时，6个月内婴儿应以俯睡为主，晚间或者无人看护时最好采用仰卧或侧卧睡姿交替。

（7）发生在婴儿枕头上的奇迹

在婴儿每天16～18个小时的睡眠时间中，与之最亲密接触的莫过于枕头。所以，选择适合宝宝大脑发育的枕头就非常重要，而这一点又往往被很多家长所忽视。

不能选择质地过硬的枕头。婴儿枕头质地过硬，睡后易使颈部肌肉疲劳，如果长期使用，会导致婴儿头部骨骼永久变形，出现扁、偏、尖等头型，危害极大；同时压迫婴儿头部和颈部，影响供血。头部骨骼变形致使大脑容量变形变小，大脑沟回发育不良，对大脑智力发育的破坏也是永久性的，后天几乎不能逆转。因此，年轻父母对婴儿枕头的选择要特别注意。婴儿睡偏头、爱哭闹、出汗多、长痱子、惊梦、没精神、发育不良等问题，都与枕头的使用不科学有关系，都是婴儿睡眠不良的表现。

另外，我国传统的婴儿枕头是极不科学、不卫生的，外形规格大小不规范，枕内填充物也较繁杂，又不透气，不易清洗，而且极易藏污纳垢，滋生细菌，诱发疾病。科学证明，婴儿头部的温度比体温高3℃左右，如果枕头不透气，仰睡时头部重量下压，颈椎和后脑勺枕骨部位血流不畅，极易出汗，出现脑缺血导致的昏睡或精神委靡，是非常影响身体健康发育的。

合适的枕头才能有利于婴儿脑部的发育。婴幼儿时期是人一生中头围及大脑发育最快的时期，尤其是出生后第一年增长最快。此时，由于囟门及头颅骨缝尚未完全闭合，头骨相当柔软，所以，婴儿头颅的大小和形状可塑性极大，使用的婴儿枕头或头部护理不当，非常容易变形。新生儿出生后，中枢神经系统还没有发育成熟，每天有16～18个小时处于睡眠状态，选用的枕头不合适，在长时间的仰睡过程中，就会强行压迫小脑部位，导致枕骨变形，小脑及大脑内部组织发育就要受到损伤，而且头型发育不良，也会极大地影响婴儿的智力、平衡、健康、免疫能力和美观。容易诱发孩子长大以后低能、胆怯、恐高、晕车、方向感差、平衡统合能力失调等问题。

所以，婴儿需要一种既有利于各种睡姿，又有利于头部专业护理和益智的枕头。婴儿专业头型护理益智枕，是我们为了解决婴儿头型护理问题发明的专利产品，是婴儿头部护理和抬头翻身训练的一组重要工具。我们经科学研究设计了外观尺寸，长为50厘米，是婴儿肩宽的两倍，宽为30厘米，是婴儿头高的1.5倍，婴儿头部、颈部、双肩均可放在枕头上，保证婴儿安全舒适地躺卧睡眠。图4-4所示为躺在俯睡枕上的婴儿。

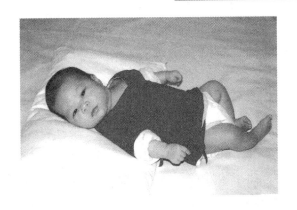

图 4－4　躺在俯睡枕上的婴儿

　　这种特殊的枕头可以将婴儿头部、上身合理舒适地举起托住，完全彻底地保护婴儿的小脑及头围不受任何挤压，保证婴儿各种睡眠姿势的舒适，直接护理出圆润饱满的头型，再也不用担心宝宝重要的大脑、头骨及头型出现问题，是宝宝专用的益智枕头。婴儿早期训练需要特别强调的就是一定要及早，让身体的运动协调和大脑的发育统一均衡，智力才能发育提升。

　　婴儿专业头型护理益智枕，用空气做内芯填充物，配合纯棉外套，安全卫生、舒适透气，科学地分为睡枕和托枕，是功能、目的完全不同的两部分。出生婴儿使用托枕 15 天以后，就可以把头抬高 90 度左右，真的是有史以来第一次发生在枕头上的育儿奇迹（见图 4－5）。

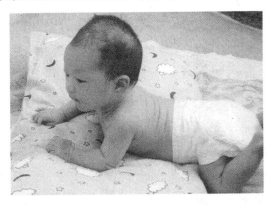

图 4－5　在托枕上抬头的 15 天婴儿

(8) 婴儿躺卧、搂抱有绝招

我们做了那么多的努力去保护婴儿的头型，就绝不能让不正确的摆放、搂抱婴儿的姿势使我们前功尽弃。婴儿的摆放、搂抱姿势，直接影响其身体脏腑器官的位置和健康，错误的姿势也会造成扁头、偏脸、歪脖以及重要器官畸形，如小脑发育不良，呼吸道不畅，膈肌、肠道痉挛（打嗝、腹痛），肠套叠等严重后果。

婴儿出生以后，最重要的护理保护重点是头骨及头型，尤其是小脑部位的后脑勺，因此，我们要养成正确摆放婴儿的习惯。把婴儿放到床上时，要先让婴儿的臀部着床，再轻轻地抽出手，帮助另一只手将婴儿的头侧卧向枕头或床面，然后用双手将婴儿摆成舒服的躺卧姿势。即使是平躺也要让脖子歪向一侧，让两侧的脸部交替接触枕头。千万不要轻易压迫后脑勺，更不要让后脑勺接触任何过硬的物体，包括妈妈的手臂，要像爱护眼睛一样爱护后脑勺。只要头部不受压迫，身体的姿势就是基本正确的，其他器官就不容易受到伤害。6个月以内的婴儿无论是清醒时放在床上，还是熟睡时的头部摆放姿势，都要遵循这个重要的原则。千万不要让这个时候的婴儿习惯平睡仰躺，这样会垂直压迫后脑勺，危害极大。

婴儿比较规范的睡姿，应该是将他的胸部以上，包括上身全部放在专用的护理枕上，或者是让婴儿的胸部和肩部，趴卧在专用头型护理枕上。护理枕枕芯内部的空气囊会很合理地托住婴儿的头部、肩部和胸部，使婴儿非常容易地抬起头，做抬头挺胸训练。图4-6所示为在俯睡枕上做抬头挺胸训练的婴儿。抬头挺胸可带动婴儿全身大肌肉群发生系列反射动作，增强婴儿身体的协调能力，促进大脑发育。养成科学合理的睡眠姿势和睡眠习惯，才能让婴儿达到最佳的发育状态。

正确的搂抱姿势为：抱起婴儿的时候，一只手伸在臀部的下端，另一只手护在脖子后面，伸在臀部的手用力把宝宝抱起来，护在脖子的手顺势

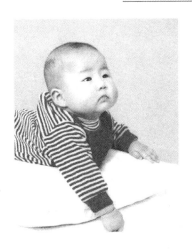

图4-6　在俯睡枕上做抬头挺胸训练的婴儿

配合把宝宝举起来，然后让宝宝坐在掌心上，后背贴在妈妈的胸脯前，护在脖子的手抽出来拦在宝宝的胸前，让宝宝的身体和妈妈的身体稍微有一点距离。后脑勺同样不能靠在妈妈的身体上，如图4-7所示。6个月以后头型发育基本定形了，头型护理也就成功了。

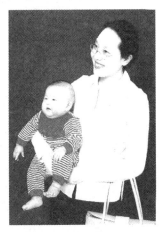

图4-7　正确的抱姿

第五章　塑造杰出儿童的形象

（1）孩子的形象预示着他的前程

　　人类是宇宙的孩子，禀赋宇宙能量资源自成小天地。人的额头是天，下巴是地，鼻子是山岳，眼睛是日月，声音是雷霆，血脉是江河，骨骼是金石，毛发是草木。天就应该又高又圆，地就要深厚坚实，山岳高耸蕴藏瑰宝，日月就要光洁明亮，雷霆就要有气势，江河应该润泽，金石应该坚固稳定，草木要茁壮茂盛。这是我国古代传统文化对人体面相的解析，在今天也是非常值得参考和借鉴的。

　　人一生的福禄吉祥都深藏在身体里，有福之人的头、眉、眼睛、鼻子、声音和手都是与常人不一样的。头型要有结构缜密的骨形、禀赋和气质，贤、愚、贵、贱都在头骨形象之中，尤其珍贵的是前额头和后脑勺。眼睛要装满奇珍异宝，闪耀出美妙的真光，神采内敛而清澈，预示着繁荣昌盛的人生。印堂眉宇富有光彩，飘逸秀美，象征着荣华富贵。鼻梁高耸，气入丹田，畅通无阻，是福星天佑的通道。图5-1所示即为这样的面相。声音要有余音韵律，是丹田之气发来的福音，讲出的话充满智慧，富贵之人的声音都是有韵律的。手是人的第二头脑，要柔软、巧妙、修长，手掌中握有锦绣纹路，暗示着远大的前程，蕴涵百种珍奇一生富贵。有心的家长如果在孩子出生前后，经常这样描述、想象、塑造孩子的形象，并且通过系统的保护塑造方法来完善其脏腑、骨骼、肌肉的发育，孩子的形象就可以这么完美富贵。如果再能够培养出规律的作息、行为习惯和合理的膳食结构，孩子充满阳光朝气的前程就塑造成功了。

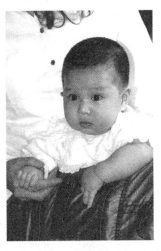

图 5 – 1 俯睡塑造的婴儿面相

（2） 如何设计儿童的形象

我们可能没有意识到，孩子的前途与他的面相有一定的关系，掌控在父母手里，或者明明知道面相里蕴藏着福禄，却不知道如何为孩子开发。在长期的育儿实践中，我们总结出以下 8 个方面，作为塑造儿童身体面貌的标准，依次从头到脚来养护肌肉、筋膜、骨骼和脏腑。

婴儿出生的首要护理任务是平衡脏腑功能，养护筋、骨、肌，重点是头骨和脊柱，只有全身骨骼关节的结构、形状、连接及功能正常，才能奠定育儿成功的基础。养好筋、骨、肌就等于培育杰出的儿童，孩子就可以不生病地长大，并且拥有远大前程。

①头型：出生以后，婴儿的头围会逐渐增大，饱满圆润，让前额和后脑勺按出生时的骨骼弧线向外充分发育，才能够保护好小脑，使大脑组织迅速地发育。

②脸部：椭圆的脸形，面部的五官分布凹凸标致，脸部形象和轮廓就会很优美。前额突出宽阔，双颊隆起，衬托出秀慧有神的双眼，五官端正，呈现出健康之美，是孩子以后富贵、有大作为的象征。

③颈部：婴儿期俯式睡眠和早期的抬头挺胸训练，会使孩子以后的颈部修长优美，气质高雅，声音富有韵律，并且使孩子很早就能灵活地协调头部与躯干的活动。这种训练不仅可以使孩子昂首挺胸，增强身体的和谐与智慧，而且可以有效避免孩子以后含胸驼背。

④躯干：人体脊柱结构具有"S"形的生理弯曲，让孩子的身体自然发育形成"S"体形，能够对他一生的健康起到重要作用，护理好脊柱等同于拥有健康的躯体。

⑤胳膊：胳膊是身体最灵活的助手，锻炼两臂肌肉发达灵活可以保证身体平衡，挺拔的翅翼是心肺脏腑的滋养资源基地。

⑥手：手是人体的第二大脑，脑与手是人类最敏感和精致的器官，手的灵巧是人类聪明智慧的最直接表现。

⑦腿部：腿是人类身体的支撑器官，两腿挺拔，肌肉骨骼结实坚固，是儿童后天早日独立行走的优势，也是肝、脾、肾脏腑的资源基地。

⑧脚部：脚是人体的第二心脏，脚部健康发育形成的脚弓，有利于行走和跑跳活动，脚是我们延年益寿的根基。

（3）父母塑造孩子的形象

人类的形象虽然受父母遗传，先天自然形成，但也是被有意无意塑造出来的。例如，怀孕的时候保持心地善良，经常想象胎儿的形状和容貌，胎儿的形象就会随着你的想象去发展。还有，人的形象是可以在后天随时改变的，如芭蕾、舞蹈、戏曲演员通过持久的练功，塑造身材及舞台形象；体育、健美队员通过训练提高竞技技能；哲学家、政治家通过思想改变人们的精神面貌及人生命运；佛家、道家通过冥想获得慈眉善目和菩萨心肠等。实际上，人的一生都在不停地塑造形象。所以，塑造儿童的形象就是在铺设他们的锦绣前程。

我曾经有过这样的亲身经历，我的外公精通易经八卦，受他的影响我对此也特别感兴趣。曾经常常听我妈妈说起我出生的时候，外公就给我推算过一生的命运，说我天生占个"文"字，博学多才，聪明伶俐，将来会走得很远，而且能干出大事，一生奔波，福禄大，富贵双全，也算好命。但是，我出生的时候印堂窄而下陷，鼻梁山根短浅，预示着前程受阻，缺少六亲依靠；外公就教给我妈妈一个很简单的办法，每天都用手捏住我的鼻子，从鼻头到鼻根轻轻提起来数次，然后再用牦牛角眉梳对着我的印堂向上梳到发际分别从两边眉头梳到太阳穴，再梳两边颧骨面颊到耳朵，最后沿着下颚回梳到嘴唇周围绕一圈，向下经过下巴梳到锁骨头结束。另外，妈妈经常提拉揉捏我的耳朵。我到一岁多的时候，不但印堂明亮宽阔了，而且鼻根也挺起来了。外公的观念和做法不仅改变了我的面相，而且影响了我的一生。

（4）塑造婴儿的头型

受传统家庭育儿的影响，我国婴儿的生长发育水平落后于发达国家。最明显的是落后的养护方法，在很大程度上抑制了儿童后天的体能及智商发育。尤其是头部护理不当，导致婴儿的身体、头型或脸形变形。因睡眠或者躺卧、搂抱姿势不正确而引起的扁、偏、平、歪头型或脸形，都可能导致头骨和脊椎骨畸形发育，脊柱畸形是一切疾病发生的根本原因。

人体器官的畸形或者缺损必然会影响它的功能，比如过去的女人裹小脚，造成了女人下肢及足部活动功能的降低，奔跑、跳跃、攀爬的功能随即减弱或消失，最可怕的是身材矮小。因此，我们发现，脚骨发育不良影响身高，头骨发育不良同样影响身高。身体高大的人，他们的头和脚都大，并且头围是在婴儿时期首先增大的。

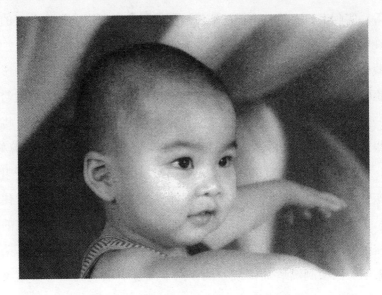

图 5 – 2

　　健康的婴儿出生后，全身的骨骼只有头骨柔软且发育不完整，头部骨骼发育尚不健全。婴儿的小脑在传统的仰卧过程中，容易被"睡掉"好大一部分，大脑骨外形的变化，直接影响了整个大脑内部结构和组织的发育。抑制小脑下端垂体分泌生长激素，导致孩子后天长得矮小虚弱。不少孩子直到周岁都不会行走说话，容易出现胆怯、恐高、晕车、平衡协调能力差、统合能力低下等问题，都是因为长期仰睡及用枕不当，强行压迫小脑部位，使头骨变形，造成小脑发育受损伤引起的。大偏头导致的扁脸形给人一种不精神、不健康的委靡感，缺乏了睿智的精、气、神。所以对于婴儿的头部护理，我们应该彻底改变传统的育儿习惯，把婴儿的头颅骨作为育婴的起点，进行科学规范的护理。

(5) 婴儿头骨的正确发育

　　婴儿头骨的发育非常重要，这是决定孩子一生健康智慧的关键环节。可以说，头骨发育不好就没有孩子一生健康成长的基础。我们常惊叹参天大树顽强旺盛的生命力，并且用生命之树常青祝福亲人健康长寿，就是因为人与树有着非常相似的成长历程。树干支撑大树屹立在风雨中，大树是挺拔旺盛还是歪斜死亡，都是由树干掌控决定的。而人的"树干"就是从头颅骨到骨盆的脊椎，同样掌控着人的生命进程，人类的生老病死也是完全由脊椎决定的。因为大脑发出的一切指挥信息，需要的一切营养物质都是通过脊椎运输的，这条路径出现问题就会危及生命，这是我们的生命线。

出生婴儿头颅骨的发育直接影响脊椎的发育，头颅骨的质量、形状、结构决定着脊椎的状态，头颅骨的变形直接导致脊柱这条生命线畸形。所有经过脊柱的神经血管走向都会随着脊椎的变化而变化，椎骨偏离错位，其间的神经、血管、经络都会随之改道移位，进而引起脏腑、四肢百骸的气血失调，久而久之器官也会发生错位，疾病就是这么引起的。当你发现婴儿第一次开始得病的时候，一定要意识到，他的头颅骨发育出错了，一定要赶紧纠正。脊柱是头颅骨的延伸，脊柱畸形同样可以反过来影响头颅骨的发育，所以，育儿首先要从头骨和脊柱入手。

大脑发出的 31 对神经，分别从脊椎及椎间孔延伸到全身。其中，颈椎神经 8 对，胸椎神经 12 对，腰椎神经 5 对，骶椎神经 5 对，尾椎神经 1 对，有着密切的分工与协调机制。和神经伴行的是血管和经络，传递协调大脑与身体各个器官部位的信息和营养。脊椎这条生命线出现任何问题，都会影响相应的器官出现故障、病症，而身体器官上的一切疾病根源都是从脊柱上发起的，所以护理保养好颅骨，才能奠定好脊柱这条健康枢纽的根基。

（6）头围决定健康与智慧

头围是指从眉间中心为起点，经后枕骨环绕头围一周的长度。新生儿出生时的头围，女孩一般约为 33.1 厘米，男孩约为 35.5 厘米。新生儿的头骨因发育不完善而比较柔软，骨质薄弱，骨骼数量多，彼此连接复杂，因此，他们头部骨骼的结构和连接就非常容易因为挤压而变形。

新爸爸妈妈一定要有头围及头部骨骼护理意识，用柔软充气的枕头，把婴儿的头和肩膀同时放上去，让特制的气囊托住婴儿的头颈，或者让婴儿的身体完全趴卧在枕头上睡眠。婴儿清醒的时候，把枕头垫在他的胸脯下面，支撑上肢让他抬起头，练习抬头、翻身。喂奶搂抱婴儿的时候，也要注意不能压迫头骨，任何不当的外力都足以在不经意间造成6个月以内的婴儿头骨变形。正确的头围护理，能够保障婴儿大脑内部组织结构的正常发育。

新生儿头骨、头型的正确发育，对他们后天的面部五官形象具有决定性的意义。新生儿的头围从出生到180天，可以平均增长10厘米左右。此时，正是他们的头围和头部骨骼发育最快的时期，同时也是头型最容易发生变形的时期。婴儿过了6个月以后，头骨的结构和形状就基本定型。如果在这段时间内头型护理出现问题，造成了扁头、偏头、尖头、歪脖等情况，大约需要3个月的时间，是可以纠正补救的。如果到了10个月以后，就很难恢复正常了。所以，对新生儿的头型护理，初为人父母者应该特别重视。头围发育得好坏，决定着婴儿一生的富贵、形象、健康、智力和能力。新爸爸妈妈保护好新生儿的头围、头型，需要有专业的方法和科学的知识，对新生儿这么重要的"头"等大事，千万不要掉以轻心。如果可能应该请教专业婴儿头型保健医生，协助新妈妈做好这个关键时期的头围保护，头围决定着孩子的智慧与健康，是孩子一生前途命运的奠基石。

(7) 让小脑发达的囟门护理法

新生儿是从头开始，逐渐向四肢躯干发育的，婴儿出生到6个月，是大脑发育的高峰时期。这期间头骨的回沟和大脑的体积、脑细胞的数量和重量急剧增加，呈几何倍数上涨。6个月时的婴儿大脑重量是出生时的大约两倍，1 岁时达到 3 倍。由此可见，大脑在这个时期发育的重点是重量，大脑组织是身体最大最重的一块骨髓，主要由类脂蛋白质和高级氨基酸组成。因此，婴儿大脑的发育是非常依赖高级蛋白质、氨基酸、卵磷脂等营养素的。解决婴儿大脑营养的问题，除了及时补充相关的营养素以外，一定要重视婴儿消化系统的功能，必须关注婴儿的脾胃和肾脏，他们的这些系统相对都是脆弱的，尤其是肾脏，主一身的骨骼和骨髓发育，肾脏强大则脑力过人，骨骼发达，寿命长久。

大脑是通过颅骨缝隙和外界相通的，通过这些骨缝可以控制调节全身的神经节律。尤其是婴儿出生以后，腹部的脏器神经协调能力比较差，胃肠功能往往不是很好，那么从头骨囟门及骨缝处按摩调整婴儿的自律神经，就可以很好地预防治疗腹泻或者其他下腹部的疾病。笔者就经常用这个方法治疗许多病因不明的患儿消化不良及腹泻，或者用一种专门的牦牛角囟门梳子坚持梳理囟门及其周围的骨骼穴位，往往能够收到意想不到的奇效。

囟门位于婴儿的头顶，分前后两个，是婴儿期头部骨骼尚未闭合的两个薄弱环节。囟门处没有骨骼，分娩过程中囟门可以重叠，有利于胎儿顺利娩出，出生以后，囟门周围的顶骨逐渐发育闭合成完善的头颅骨。囟门如果出现了皮肤紧绷、凹陷或者凸起以及前囟门过早关闭，均可能是疾病的表现。所以，囟门是观察了解婴儿是否健康的一个重要标志。

婴儿脑组织的发育依赖于头围和头型的发展，头围、头型越大、越饱满，婴儿脑内部的组织和沟回就越丰富、越深，对大脑神经网络及其分支的发育和保护作用就越大。因此，囟门的正确护理对婴儿的大脑、智力、头围、头型的发展有着积极的意义，极其有利于婴儿大脑的快速发育。

(8) 俯睡是塑造头型的重要方法

新生儿时期的头围和智力发育最快，可塑性最大。正确的头部和颈部护理塑造，可以获得椭圆的脸形和凹凸有致的面部轮廓，这对儿童后天的美观和整体形象发展具有决定性的作用。塑造下一代的美丽从新生儿开始。

俯睡，顾名思义就是让婴儿趴着睡。使脸颊持久均匀受力，眉骨和颧骨自然隆起，眼睛凹陷，脸颊匀称流畅。长期坚持就能够塑造出非常立体的脸形、凹凸有致的面部轮廓、饱满圆润的头型、修长优美的颈项、"S"形的身材、优雅柔软的手臂、坚挺美妙的双腿、灵活巧妙的手脚。习惯俯睡的婴儿，长大以后都有些欧美儿童的体貌特征，阳光朝气，气质不凡，器宇轩昂。

以往我们在喂养婴儿的时候，总是让孩子仰卧平躺在床上，久而久之形成了扁平头型和身材，面部平坦，五官呆板，缺乏应有的凹凸有致的轮廓，使得整个人显得没有活力，不具朝气。长期平躺的婴儿，整个躯干部位的发育扁平，改变了脊柱正常的生理弯曲，导致脊柱的承重减压功能受到伤害，继而影响脏腑器官的位置，造成脏腑器官发育不良，长大以后腰颈椎也非常容易发生疾病，孩子含胸驼背就是这么造成的。在婴儿期一定要特别注意避免这种情况发生，培育身体的"S"体形，让胸部和臀部合理地弯曲与挺拔，起坐与站立身体始终自然保持挺拔，一个人的气度才能够展现出来，孩子才能够拥有非凡的自信心。

婴儿的头型护理、心理护理和身体护理要同时进行，不仅要培养出婴儿的风度，更要培养婴儿独立自主的习惯。这样有助于儿童后天养成观察自己、在意自己和注重仪表的习惯。拥有儒雅的举止和良好的修养，成为一个具有高贵气质的人，这一切都要从婴儿时期开始，由此培养出来的风度气质，将决定他们一生的品位形象。

（9）日本人也重视塑造婴儿的头型

曾经有一位旅居英国的日本美容大师大关早苗，在英国养育了她的外孙女。因为英国人对新生儿的护理和日本本土有着极大的不同，尤其是新生儿俯睡，能够塑造儿童面部和颈部的形象，对此她曾做了极为详细的考察和对比。最使她惊讶的是，用英国的方法护理和养育的孙女，在日本竟然买不到帽子。头围和头型的变化让她怎么也不相信，完完全全的日本小孩子，怎么会具有英国小孩的外貌特征？不同的育儿观念和方法带来的差异给了她很大的启发。怎样进行美容是最理想的，不是对成人后天的整形，而是从小开始传递培养的形象、体形、气质、心态和良好习惯。

大关早苗根据自己的亲身经历编写了一本书——《培养下一代的美人——下一代的体形塑造由你》，这本书出版后，极大地震撼了日本人的早教意识，引起医学界铺天盖地研究孩子肌肉发达与骨骼健康，头型与体形，头型与美观、头骨发育和身高脊柱的关系等，大关早苗的抛砖引玉完全打破了日本人的头型与骨骼发育观念，从此，日本人的体质身高发生了翻天覆地的变化，逐渐摆脱了日本人在亚洲属于最矮身材的地位。所以，日本人也纠正了婴儿的扁、偏、歪头型，预防了以后的含胸驼背。这本书已经翻译成汉语出版发行了，我们建议家长参考阅读。

第六章　婴幼儿的基础训练

（1）新生儿的反射

笔者根据中医理论知识设计了平衡婴儿身体的系统方法。从新生儿抚触按摩开始的健康成长训练，具有严格规范的标准和操作方法，针对不同体质的孩子具体实施，在短时间内疏通经络，帮助儿童调理气血，平衡五脏六腑的功能，让孩子不生病地长大。

新生儿的大脑中枢对其肢体的指挥控制处于最原始的简单状态，它的各种动作及对待刺激的反应，是以反射形式表现出来的，对新生儿来说，最有意义的反射行为有以下几个。

第一是莫罗反射。它是人类祖先猿的遗迹改变，接触新生儿的身体会引起他的惊跳，表现为头向后仰，颈部挺直，四肢向前呈被动性伸张，表现出求助攀缘状态，随即出现一种啼哭，是一种不安全状态下的求助信号。双臂合拢，接着身体蜷曲，这是对新生儿极为有害的一种干扰。伴随着烦躁的啼哭，不停地恶性重复此动作，这是后天新生儿心理护理方面要特别安抚或控制的一种反射行为，否则会导致婴儿后天的恐惧心理、怕见生人，甚至会影响其成人以后的社会适应能力，出现社交和与人交流障碍。

第二是触觉反射。它是新生儿语言或者交流系统的重要表现。对新生儿触觉反射的安抚，或者对其身体任何部分的约束，都可以有效地干预

"莫罗反射"的反应。

第三是觅食反射。叩击新生儿的面颊及口腔周围，新生儿即会出现觅食反射。伴随而来的是吸吮反射，即使在睡眠中新生儿也会出现吸吮反射，觅食与吸吮反射是培养和开发新生儿健康成长的重要反射，本书所提倡的潜能吸吮就是根据这种反射行为设计实施的。

第四是抓握反射与巴宾斯基反射。抓握反射是刺激新生儿的手指、手掌出现的反应。巴宾斯基反射是叩击新生儿足底，以及压迫脚趾根部的足底引起的反应。这是训练新生儿抓举以及行走刺激，练习新生儿手脚运动，促进大脑发育的良好刺激区域，对新生儿的大脑发育及身体协调能力极有意义。

第五是手口协调反射。用新生儿的手触及其口唇，新生儿会本能地寻觅、吸吮自己的手指，这是正常的生理反应。古语有云，食指即为吃的指头，是婴儿自我安慰及自我满足的心理调整方法。婴儿吮指可以满足他的很多兴奋体验，是需要支持和保护的行为，不应该过多地干涉。

第六是抬头、爬行反射。让新生儿处于趴卧状态，他会利用双腿做爬行动作，甚至能用手把自己支撑起来，抬头挺胸，结果会把自己整个身体倒向一侧，要不断重复训练。这些反射对新生儿的大脑统合协调以及后天的翻身具有重要的意义。笔者提出的爬行俯睡育儿法就是刺激这种反射重复出现，从而达到训练抬头，翻身的目的。

第七是婴儿的攀举反射。双手保护且握紧新生儿的双手及腕关节，将新生儿的双手稳稳地控制在成人的双手中，所有关节向内向上直接提起新生儿，对新生儿颈部及头与身体躯干的协调统一具有重要的意义。（见图 6 - 1）

第八是行走反射。抱起新生儿使其直立双脚触及床面，可以观察新生儿的行走反射。对这一反射重复刺激训练，可以提高婴儿整体平衡、高度协调身体的能力。在游泳洗浴训练法的帮助下，可以培养出婴儿后天敏捷的身体协调能力及相应的空间活动能力。（见图 6 - 2）

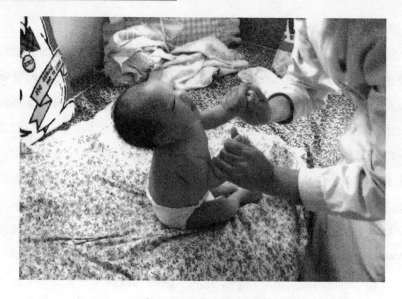

图 6-1　婴儿的攀举训练

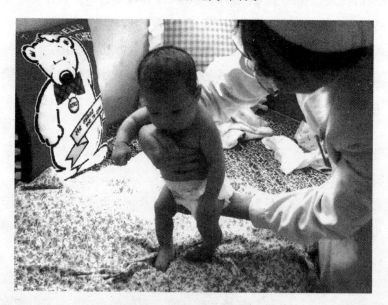

图 6-2　婴儿的行走反射

　　满足新生儿的活动，开发训练这些反射并使之不断地重复，巩固在婴儿大脑的相关区域，就变成了婴儿后天优秀的智能行为。如能了解新生儿反射的特征和它所代表的意义，有针对性地给予刺激，这就是婴儿期的潜能开发方式，不但有助于促进新生儿的最佳协调和直觉，而且能够增添新生儿的乐趣。当年轻的父母与婴儿交流时感到愉快，婴儿就愈加惹人喜爱，这种训练过程会给父母及婴儿双方都增添乐趣，使双方都得到满足和快乐。

（2）亲吻拥抱，抚触按摩

亲吻拥抱是最常用的一种父母及家人对婴儿表达爱意的方式，也是最直接、最有效地传递温暖和爱的方式。这是我们人类最古老也是最简单的感情建立与传递方式，对婴儿情感及情商的发展具有积极的作用。父母和家人一定不要吝啬自己的爱，要经常亲吻拥抱婴儿。你从中获得的喜悦与婴儿接收到的爱意是相等的，亲情是互动的，父母与婴儿的亲人关系，就是在这简单而亲密的亲吻拥抱中产生的。

抚触与按摩是父母与婴儿感情进一步升华发展的技巧。它具有很专业的技巧和方法，父母要感知和体会婴儿在抚触、按摩下的飞速成长过程。这是一个启动生命力智慧与奇迹的过程。抚触按摩的具体方法如下。

①让婴儿俯卧，双手抹上充足的按摩油，从背部的脊椎上段开始，并排抚揉婴儿的肩背部，然后沿脊椎逐渐下滑至脊椎底部，重复6次。

②五指并拢，使手掌呈握杯状（手腕部放松，仅用手部的重量即可），自肩部起轻柔但快速地拍打婴儿后背，向下至脊椎底部。反复轻轻拍打6次。这样可强化其背肌，疏通后背经络，预防疾病。

③两手交替，自婴儿的肩部开始沿脊椎两侧抚揉至臀部。反复做6次；手指微开，在婴儿的下背部及尾椎部，画大圆圈做按摩，反复做6次；继续向下抚触婴儿的双腿两侧和双脚后面部分，交替从婴儿的大腿上端，往下拉滑至小腿及脚尖处，再由脚背处往臀部方向轻轻按压抚触，动作要舒缓温柔。家长的心情要充满柔情蜜意，这一点很重要，婴儿能够非常敏锐

地感觉、体会到家长的用意和心情。让婴儿体验到爱抚和关怀的抚触才有意义。

④双手握住婴儿的一只手臂，交替拉婴儿的手，从上臂到手腕部，反复6次轻揉婴儿的双臂。之后，让婴儿仰卧，把手放到婴儿身体前方，从颈部开始，双手同时做按摩抚触婴儿身体的胸腹部6次，继续向下抚触婴儿的双腿两侧和双脚的前面部分，用双手向后重复拉婴儿的脚掌，婴儿会感觉很愉快。家长的手指要张开，指尖不要搔到婴儿的脚心，以免婴儿把脚掌卷曲起来，让婴儿的脚趾保持伸直，家长的双手张开，分别盖在婴儿的脚背及脚底，交替揉搓。用拇指与食指，轻轻地拉每个脚趾。用一只手握住婴儿的脚掌，另一只手的手指伸展其脚趾，抚摸其脚背，使其脚部及脚趾伸直。最后抚触婴儿的脸和头部，训练结束。另外，关于脊柱的伸拉按摩，需要跟踪指导练习，这里不再详述。

（3）早期健康从按摩开始

我后来通过中医知识了解到，妈妈和外公当时下了那么大的工夫，坚持挤、捏、推、揉我的鼻梁、颧骨、印堂、眉骨、下颚和耳朵，正好是肝胆、脾胃、膀胱和任、督脉经络走行的路线。而眼睛和耳朵又是五脏六腑经络聚集的中心，因此，耳聪目明实际上又表明脏腑健康强盛，耳鸣眼花就是脏腑衰老虚弱的表现，是五脏六腑出现问题的征兆。所以，我的脏腑功能因为早期按摩的帮助始终非常好。而且，出乎意料的是，我的父母个子不高，但我却长得很高，而且身材一直保持均匀。这就是肝胆、脾胃、肾脏等脏腑健康强壮的结果。长辈们一个小小的动作让我终生健康受益。可见，长期坚持按摩肝胆和脾胃等脏腑的经络，能够帮助孩子增高、健康、强壮。

中医讲，肝主谋略，胆主决断。长期坚持按摩疏通肝胆经络，肝脏的功能自然就强大。肝属木，心属火，五行之中，肝木生心火，肝胆好，心脏就得益。所以，大多数印堂宽的人，心胸开阔，胆识过人，决断力强，大多能够成就一番事业，而且身体也健康强壮。

心火生脾土，脾土生肺金，肺金生肾水，肾水生肝木，五脏六腑是相互关联的整体。肝胆属木，在身体里象征着生机盎然的春天，疏泄生发全身的气息，储藏调节血液，支配全身肌肉关节的运动。肝木生心火，协同心脏主宰人体的一切生命活动。因此，长期调节按摩疏通肝胆经络，身体就会四季如春，欣欣向荣。

按摩使我自己受益匪浅，我主张的让孩子不生病长大的理论和经验，也是这么在实践中积累起来的，所以在育儿实践中自然就要运用。我从第一次教会婴儿的妈妈提、拉、挤、捏五官疏通经络，逐渐发展总结出了系统的儿童早期健康按摩的方法，这些方法让无数的家长和孩子受益终生。

（4）抚触被动操

对婴儿的抚触是提升智慧、诞生爱的开始。新生儿顺利健康地娩出就是早教的第一课，新生命来到了我们的生活中，接下来就开始了解新生儿，并学习新的科学的护理方法。

新生儿娩出在产床上，就要开始和妈妈接触，一般的医院是将娩出的新生儿抱到妈妈床边，让妈妈看一看自己的宝宝，然后将他放在妈妈的旁边并吸吮乳头。新爸爸妈妈在迎接新生命到来的这一激动时刻，开始抚触新生儿是全家人的一种幸福体验，有人称它为"调着蜜"的亲子游戏。抚触、亲吻、拥抱新生儿是母与子的亲密习惯，是宝宝后天性格和基础人格等情感发育的根基，好的情感素质可以使孩子健康、快乐地成长。

新生儿的抚触和被动操，每天根据婴儿的身体状况大约可以进行3次，穿插在两次喂奶之间，或者在早上和晚上宝宝清醒的时间进行。婴儿的肢体训练主要以被动操为主。婴儿的被动操分为八节。

第一节：扩胸。预备动作：婴儿平卧在婴儿专用头型护理枕上，家长可以跪在床上或者站在床边，与婴儿面对面，伸出两手抓住婴儿两手，大拇指插入婴儿的手心，其余四指在腕关节处握紧婴儿，将婴儿的双手与腕稳稳地固定在家长的双手中，和着口令：一、展开双臂；二、双手抱紧前胸；三、展开双臂；四、环绕双臂至身体两侧；口令五、六、七、八重复前一动作。再由口令二、二、三、四、五、六、七、八结束。

第二节：抱头。预备动作不变，抓紧双手，和着口令：一、展开双臂；二、双手举向头部抱紧；三、展开双臂；四、环绕双臂至身体两侧；口令五、六、七、八重复前一动作。再由口令二、二、三、四、五、六、七、八结束。

第三节：举臂。预备动作不变，和着口令：一、将双手举向头两侧，双臂八字样展开；二、提起双手向下，双臂八字样展开至身体两侧；三、重复口令一的动作；重复口令二的动作；口令五、六、七、八重复前一动作。再由口令二、二、三、四、五、六、七、八结束。

第四节：展臂。预备动作不变，和着口令：一、将右手伸展向头的右侧伸直；二、将右手及胳膊还原至腹部；三、将左手伸展向头的左侧伸直；四、将左手及胳膊还原至腹部；口令五、六、七、八重复前一动作。再由口令二、二、三、四、五、六、七、八结束。

第五节：举头。预备动作不变，和着口令：一、将双手抱到胸间，将婴儿的两只手全部放入家长左手固定，家长伸出右手插入婴儿颈部，大拇指约在耳朵部位，食指靠近枕骨，其余三指固定颈部，将婴儿的头托在右手掌心内，右手支撑着婴儿头与颈，轻轻上推右手缓缓下拉左手，将婴儿从仰卧姿势逐渐抬离枕头；二、抬起放下重复此动作4次结束。

第六节：举腿。预备动作：家长松开婴儿的双手，双手下移至踝关节处将婴儿的双腿固定在双手之中，将婴儿的双腿稳稳地握在家长的双手之中，和着口令：一、双手合拢双腿，向上轻推双腿，直至婴儿大腿部和腹部完全接触；二、将双腿和双脚拉直；三、重复动作一；四、重复动作二；口令五、六、七、八重复前一动作。再由口令二、二、三、四、五、六、七、八结束。

第七节：踢腿。预备动作不变，和着口令：一、举起右手，抬起婴儿的左腿至大腿和腹部相接触；二、将左腿拉直；三、抬起婴儿的右腿至大腿和腹部相接触；四、将右腿拉直；口令五、六、七、八重复前一动作。再由口令二、二、三、四、五、六、七、八结束。

第八节：内蹲。预备动作不变，和着口令：一、将婴儿的双腿脚心相对在一起，脚后跟沿着大腿的内侧轻轻上推，呈内蹲状态，婴儿的腿部像一个莲花盘坐；二、拉直双腿；三、重复动作一；四、重复动作二；口令五、六、七、八重复前一动作。再由口令二、二、三、四、五、六、七、八结束。

结束动作：家长的双手伸入婴儿的腋下将婴儿轻轻抱起，逐渐向右侧翻转，让婴儿完全趴在家长的左手臂上，将婴儿轻轻地趴卧在婴儿专用托枕上，让婴儿抬头 2～5 分钟，全套操结束。

这套被动操可以在短时间内疏通全身经络，帮助婴儿调理内气。中医学说阐明，内气运行的状态和功能是不同的，心经气主火是太阳之气，其势如火属荥；肾经气主水是太阴之气，其势如水属藏；肝经气主木是少阳之气，其势如木属纳；肺经气主金是少阴之气，其势如金属含；脾经气主土是合中之气，其势如土属运。五脏六腑的经气即经络交汇的穴位称为"五俞穴"，人体的 12 条经脉共有 60 个"五俞穴"，分布在四肢的关节位置，心、肺和心包经的俞穴集中在腕关节，肾经的俞穴在脚踝关节，脾经和肝经的俞穴在脚趾关节下脚掌上。所以，要有意识地多活动婴儿四肢关节的这些穴位，对疏通经络具有特殊的意义和功效。每天如果能够坚持做 3 次以上，可使孩子的内脏功能发达，并且润泽肌肤筋骨，让孩子迅速强壮起来。图 6-3 所示为笔者在训练婴儿。

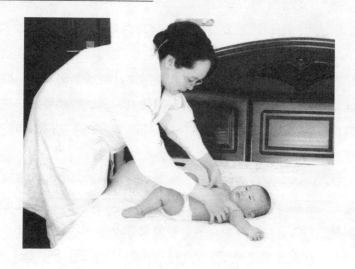

图6-3　笔者在训练婴儿

（5）婴儿抬头是智力的起点

爬行俯睡育儿法与抬头翻身训练都要从出生就开始，婴儿出生以后，身体的活动能力往往比大脑的发育缓慢得多，如果不及时帮助婴儿活动锻炼他们的身体，婴儿身体的僵化静止状态会直接影响和限制大脑的发育，可以使大脑的一些重要潜能区域永远停止发育，包括情感、生存和交流的智商都有可能下降或停滞不前。所以，千万不要让婴儿天才的大脑住进僵化呆笨的身体，那样大脑就跟着愚笨起来了，普遍情商偏低的地域都不习惯或根本就不让婴儿早活动。

婴儿期爬行俯睡的重要意义就是能够帮助婴儿及早抬头，保护头型，发展头围，促进婴儿的大脑发育，有利于协调身体与大脑的平衡发展，进一步增强身体的全面协调平衡能力。

婴儿期越早爬行，对抬头的帮助就越大，婴儿的智商就越高。刚刚出生的婴儿在俯睡时，就会自己将头举起来左右调换位置，同时自动活动身体，使颈部的力量逐渐加强，支撑头部平衡，发展出特别理想的抬头、挺胸、翻身的成长指标。

　　家长要在这个时期及时地帮助婴儿，每天做3～6次有顺序规律的系统抬头训练坚持长时间地让婴儿趴卧在专业的护理托枕上。

　　婴儿专业护理托枕，是设计独特，专门用来帮助婴儿抬头翻身的有利辅助工具，能够让婴儿及早抬头。抬头是翻身的基础，翻身是起坐和爬行的基础，只有早日完成了抬头的训练，婴儿能够自如地把自己的头举起来，翻身的训练就容易多了。婴儿翻身是在抬头的基础上自动完成的，所以，婴儿出生以后，最重要、最及时、最有价值的训练指标就是抬头，抬头越早，孩子后天越聪明健康。

　　笔者在训练新生婴儿抬头的时候发现，训练及时的新生婴儿20天的时候就完全能够把头抬举到90度以上，智力和健康水平远远高于未及时训练的婴儿。

（6）抬头训练

　　在婴儿每天早晨清醒以后，或一天中比较活泼的时间，都可以让婴儿俯趴在新生儿专用托枕上，将他的胸部全部放在托枕上，好像一个游泳圈托住其胸部，支撑上肢及颈部，帮助婴儿有意识地抬头、平视、观察周围环境，让婴儿独立自主地举起自己的头练习抬头。也可以把婴儿的胳膊放入前胸支撑颈部将头抬起。

　　使用专业婴儿托枕训练抬头，家长能够更准确地把握抬头和翻身过程中，婴儿大脑与身体的系统协调与平衡，及时观察到婴儿大脑发育的迅速变化，随时调整训练计划。让婴儿的身体活动能力紧紧跟上大脑的发育变化，是最科学、简单、实用的抬头方式，也是我们最主张推荐使用的方法。

　　对婴儿早期教育的时间急迫特性决定了家长不能有丝毫的怠慢或疏漏，那是和婴儿大脑发育赛跑的唯一机会。

　　家长在日常生活中抱起婴儿，可以有意识地将婴儿趴放在家长的胸部、腿部，只要能够做到让婴儿自己举起头就可以。例如，家长平躺在床上，把婴儿的上身放在家长的腹部，将婴儿的腿、膝盖落在床上。家长坐着，也可以让婴儿的腹部及上肢趴在家长的腿上。

另外，可以随时随地地练习，家长平坐在椅或床边，让婴儿趴在腿上，家长的一只手和胳膊托住婴儿的前胸，另一只手保护在婴儿的后腰处，有意识地抬高一侧腿或抬起放在前胸的手臂，让婴儿的身体呈头高脚低状，家长全力平衡好婴儿的身体，让婴儿自己举起头坚持几分钟或婴儿不耐烦就停止。

在抱起婴儿的时候，一只手和胳膊护住婴儿的一侧颈部和前胸，另一只手从两腿的交叉处伸入，用双手托住婴儿的颈部和腹部，左右轻摆婴儿，家长的身体来回晃动，婴儿全身随着整体移动。放一些轻缓的民乐或欢快的婴幼儿音乐作为背景，长此以往，婴儿听到这种音乐就会自动将头抬起，达到抬头训练的目的。

婴儿稍大一些的时候，家长可以用一只手抱在婴儿的前胸腋下，另一只手托住婴儿的臀部，手掌心全力护住婴儿的身体与臀部，这是一个抱起婴儿练习抬头的常用姿势。（见图6-4）

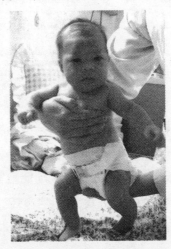

图6-4 抱姿练习抬头

爬行俯睡和抬头训练法，能够奠定人一生的自信和独立意识。俯睡支持、帮助婴儿抬头，是翻身的基础训练过程。婴儿出生就有抬头、翻身、爬行、抓握、开步走等智力反射能力，婴儿从抬头开始，进一步巩固开发这些智力潜能。婴儿越早抬头越有利于婴儿的智力发育，是婴儿潜能开发最有效的行为。

抬头使婴儿颈部、胸部、背部、腹部、腿部等大肌肉群和骨骼受俯卧、抬头、挺胸的带动而迅猛发展，使得颈部修长，奠定了婴儿后天气质美的基础。

婴儿抬头挺胸，逐渐塑造出修长坚挺的颈部和抬头挺胸的 S 体形，同时，婴儿能够自然地活动其下肢，使腿部肌肉得到迅速的运动牵引，塑造出挺拔的双腿，彻底改变东方人以往毫无活力和自信的扁平头型和体形。

早抬头是婴儿大脑中建立起来的最早的独立意识，这对婴儿的一生是最有意义也是最永久的最具价值的智能意识，可以让婴儿以后永远地习惯抬头挺胸做人，对婴儿的心胸开阔具有深远的意义。同时，预防避免了以后可能出现的含胸驼背，也就是说，自己主动早抬头的婴儿不会再出现驼背。

（7）翻身训练

婴儿抬头早不仅建立了独立自主意识，更锻炼了婴儿的心胸开阔，避免了含胸驼背，提高了视力和听力能力，是一举多得的训练。而抬头训练的成功也是翻身的开始，在抬头的基础上，家长给予适当的帮助，婴儿翻身就容易了。我们来学习一下婴儿翻身操（婴儿翻身操与新生儿被动操连贯，统一称为婴儿体操）。

第一节：婴儿仰卧，肩背放在专用护理枕上，家长双手打开。从右侧开始，家长一只手轻轻拉起婴儿的一侧手臂向另一侧轻轻翻动，作出身体向同侧方向翻转的牵引提示。家长口令："宝宝翻身。"连续说多次，婴儿会举起腿并开始翻转身体，配合家长也向同一侧翻身。刚开始时不必完全翻转，只要提示婴儿做出相应的动作和反应即可。换另一只手在另一侧重复以上动作，两侧共练习4～8次。

第二节：家长的一只手从脚踝处抓起婴儿的一只脚，跟婴儿说"宝宝翻身，翻身啦"，婴儿上身会做出相应的翻转动作。家长的手向同一侧轻轻翻转至90度时，将脚放入另一只手中，这只手轻拍婴儿的屁股，将婴儿完全翻转至趴卧状。两只手同时握住两只脚踝，向后轻轻拉动婴儿，婴儿的上肢和手臂会做出相应的前伸调整。注意不要用手去帮助婴儿拿出被压的上肢，要充分刺激向后拉动婴儿，让婴儿自己将双手及上身调整到最舒适的状态。婴儿利用抬头将学会用上肢支撑平衡身体的能力，婴儿会将自己的趴卧翻身动作，协调到自我控制最得心应手的状态。婴儿的翻身动作，是婴儿自身协调统合发展出来的能力。家长在适当的时候稍微给予帮助，或在这一时期反复给婴儿暗示，婴儿就可以完全主动地完成翻身动作。

第三节：家长举起婴儿的一只胳膊，轻轻地向另一侧翻转，婴儿会表现出全力向同侧翻身的动作和要求。手转至90度时，将这只手放入另一只手中，轻轻向下使劲儿，婴儿会顺着这个提示将自己的身体完全运动到趴卧状态，注意要完全体现婴儿主动翻转自己身体的要求和愿望。家长放开手，将婴儿的双脚踝握住，轻轻向后拉动婴儿的身体，婴儿会将自己的上肢及身体调整到最佳支撑状态。

第四节：婴儿呈趴卧姿势，家长的一只手从婴儿的背面腋下插入，另一只手从婴儿的另一侧肩颈部放入，将婴儿翻至仰卧状态，一侧练习结束。婴儿恢复平卧状态，再用第三节的动作让婴儿趴卧，同样的动作运动婴儿另一侧手臂，两侧轮流交替2～8次。

第五节：婴儿完全翻转身体，呈趴卧姿势。家长用双手心顶婴儿的双脚趾。婴儿会用力蹬向家长的双手心，向前使劲支撑平衡身体，并且可以向前移动身体。练习2～8次，翻身操结束。

经过一段时间的正规训练，婴儿在 80～90 天的时候就会自己翻身。到 100 天的时候，婴儿就会从仰卧翻到俯卧，再从俯卧翻至仰卧，来回翻滚自己的身体，婴儿就学会了翻身。婴儿学会翻身以后就会接着自己努力向前爬行。家长经常地用双手心顶住婴儿的脚尖，婴儿就会自动蹬着家长的手心向前爬行，不停地练习一段时间（30～50 天），婴儿就基本上掌握了爬行的要领，爬行训练就非常容易成功。

一般 120 天体重达到 16 斤的婴儿都能够自己独立爬行。翻身是婴儿训练的重点，婴儿一旦学会自己翻身，以后的所有能力，都是婴儿自己完成的。而且全身的运动协调能力，将会出现非常大的转机。标志着婴儿的整体能力和智力发生了实质性的改变。所以，一定要努力让婴儿早日翻身，最好不要超过 100 天。

（8）起坐与下肢按摩

①下肢按摩：婴儿仰卧，家长手上抹上充足的婴儿按摩油，在婴儿的身体活动部位抹上按摩油，家长的双手分别握住婴儿的踝关节，轻轻地甩动他的腿，然后移动双手心由小腿外侧逐渐向上揉至大腿部，握住大腿从大腿内侧往下至脚，做揉滑动作。力量要均匀、稳定，重复 4～8 次，以后随婴儿兴趣逐渐增加。家长的手腕完全放松，然后一只手握住婴儿的踝关节，另一只手握住膝关节，向下轻揉滑状拉动踝关节，使膝关节上下活动，反复做 6 次。同样的动作，家长用手掌从大腿起做揉滑状拉动，握住膝关节，上下推动婴儿的胯关节，做上下移动牵拉，反复做 6 次，并轻轻甩动婴儿的腿，换另一侧重复以上动作。这是最早的拉筋养骨保健。

家长将婴儿的腿向内侧屈弯成脚掌向内、膝盖向外，在膝盖处轻轻向下压至床面。在外侧用手握住婴儿的膝关节，并用拇指上推按摩大腿内侧，自大腿拉至踝关节，反复做 6 次。再用手掌握住踝关节甩动腿部，再分别握住婴儿的踝关节，像踩脚踏车般，交替让一腿完全弯曲，另一腿伸直，或者同时握住婴儿的踝关节，推起小腿，弯曲膝盖，上下拉动。整套动作重复6次，依婴儿情绪或作息时间而定，必须完全疏通其下肢循环以后，才可以练习盘坐。

②起坐：婴儿仰卧，家长双手抱起婴儿翻身盘坐在自己怀里，手顺势帮助婴儿平衡身体坐稳。3个月的婴儿不能够自己盘坐的时候，可以把婴儿固定放在一个和其臀部面积相同的盆里，慢慢放开双手，也可以放在沙发角或者婴儿椅子上。这项运动可大大强化婴儿背部的肌肉力量，帮助婴儿建立正确的坐立姿势。每天不间断地重复6次，训练婴儿习惯坐稳身体和深度呼吸，其意义重大，越小练习对呼吸越有利，婴儿出生就开始练习，4个月的时候就基本可以盘坐稳当。

(9) 爬行早才能益智

随着社会的进步，社会化的分工越来越细致，新生儿的科学训练，需要医学与早期教育相结合的专业机构，并且要具有丰富的育婴实践经验和熟练的操作技巧，才可以避免可能出现的失误，所以请婴儿专业保健医，帮助新爸爸妈妈科学合理地开始育儿生活，学习更先进、更科学的教育方法，是这个时期新爸爸妈妈一个明智的选择。

从新生儿出生开始，每天经过反复的练习，20天以后新生儿的头就可以自己抬起60～90度，为早日翻身奠定基础。出生60～90天，婴儿抬头翻身训练就完成了。这样训练出来的婴儿抬头翻身指标，比传统方法要提前30～60天，大大提升了婴儿的智商，完全能够让婴儿的身体与大脑同步发育，为大脑与身体更进一步地统合协调发展，奠定良好的基础。既能真正利用大脑发育的高峰机会提高孩子的永久智力，又为婴儿早日爬行创造了条件。

婴儿爬行得越早，标志着婴儿的智力水平发育得越好。在我们的网络育儿实践中，大多数的婴儿会员按照我们设计的方案进行训练，都能够在

4～5个月的时候完全独立地爬行。个别训练好的婴儿在8个月的时候，能够识字，会叫爸爸妈妈，甚至能用简单的语言表达自己的需要。大部分婴儿能够在10～12个月时独立行走、说话，这些孩子后来的智商都达到了130以上。

婴儿出生以后，全身各系统器官发育的速度并不相同，头部器官和大脑组织发育最快，身体的运动协调发育最慢。脑组织发育最快的时间是婴儿出生后0～6个月，这是人类智力的一次发育高峰，此时婴儿大脑实质组织生长最快，智力发育突飞猛进，是婴儿脱胎换骨、日新月异的变化时期。但是，大脑发育最快和身体发育相当缓慢，形成了最为突出的矛盾。这个矛盾冲突的要害直接妨碍了大脑的智力发育，因此，就必须及时训练提高婴儿身体的协调和运动能力，使其跟上大脑的发育速度。抬头翻身训练是真正解决这个矛盾的关键。所以，在婴儿出生前就要设计制订详细、准确的训练方案，婴儿出生以后积极实施训练。这是婴儿出生第一年非常关键、非常重要的训练，是建立婴儿大脑程序的过程，以后大脑就将按照这个程序运转。由此可见，早期智力开发很重要。

（10）婴儿的爬行训练

爬行是在婴儿学会翻身的基础上自然而然产生的。从3个月开始，每日做婴儿全身操（被动操与翻身操结合）6次，用以下3个步骤暗示、诱导、培养婴儿爬的能力。

①翻身操结束以后，家长的双手心顶住婴儿的双脚尖，刺激、推动、引导婴儿向前爬行，移动身体。同时，鼓励婴儿学爬："宝宝爬了，宝贝会爬了。"婴儿趴卧，把婴儿摆成裁缝剪姿势（双腿向前、膝盖往外、脚掌相对），用手或腿等放在婴儿脚部，婴儿伸腿的时候，顶在脚后面帮助其用力向前爬，并且把他喜欢的玩具或食品放在他的视力范围之内作为诱惑，培养婴儿爬行获取，成功后要鼓掌鼓励。

②婴儿伸手拿取玩具及食物时，身体重心前移到手臂，他的腿及脚拖在身后。婴儿出现原地转圈围磨，之后将身体向后倒移，这就是婴儿会爬行的开始。

③经过一段时间的反复训练，婴儿学会把身体重量及重心，均衡转移分散在双臂及双腿，爬行就成功了。训练得好的婴儿4个月就会爬行了，一般的婴儿也不会超过5个半月。爬行晚的婴儿身体协调和大脑统合智能就不太理想，这里的奥妙就在于配合、刺激、调高、婴儿大脑发育的高峰时期。错过了这个高峰时期，对婴儿的任何肢体及运动训练都不能达到提升智能的目的。早期教育的精辟之旅，就决定在这最初的6个月时间。

我也用这种方法训练了自己的孩子，我的孩子欢欢4个月会爬，8个月就认识100多个汉字，10个月自己走路，11个月开始说话，1岁就对阅读感兴趣，而且好多可以过目不忘。于是我把当时的所有点滴经验都详细记录，并核查了好多相关资料进行系统归类，不敢有丝毫的大意，唯恐延误了那个生命的智能进程。

大家一定非常熟悉达尔文与贵妇人的故事。贵妇人抱着10个月大的婴儿，请教达尔文："我的孩子现在就开始进行教育，你看行不行？"达尔文回答说："你的孩子已经永远没有机会进行早期教育了。"达尔文的回答是精辟的，因为她的婴儿已经完全错过了大脑发育的高峰期，再也没有可以挽救的机会了。明白了这个道理，我们做家长的就要重视、珍惜对0～6个月婴儿的早期培养和训练。

（11）爬行与大脑统合协调

婴儿学会独立爬行，标志着婴儿大脑的统合能力已完全独立与协调，4个月就能爬行的婴儿，智能和统合能力将是很理想的。充分自主地独立爬行，不但顺应提高了婴儿的成长需求，也避免了大脑统合失调。

大脑统合失调，是婴儿期的小脑、中脑指挥中枢向大脑中枢神经转移过程中的统一协调能力，如果训练或发育不足，就会导致婴儿接收信号传递给大脑，大脑反馈或者身体执行过程出现误差，甚至紊乱。婴儿一般在3～4个月，大脑发育已经达到了指挥协调爬行的能力。那个时候还没有开始爬行训练的婴儿，就比较容易出现大脑统合失调的问题。所以，及早训练婴儿抬头、翻身、爬行是非常必要的，也就是说，婴儿必须在大脑发育的关键时期，进行相应的、系统的、正确的训练，才能帮助大脑完成全面的发育协调。

4个月以后的婴儿，如果在0～4个月没有良好的抬头、翻身训练准备，那么4个月以后要将身体移动爬行要费很大的力气，甚至会出现逆反心理，对爬行有一定的恐惧。如果父母不能及时地给予帮助、调整和有效的训练，婴儿就会失去爬行的兴趣和能力。不知不觉中婴儿就会信心不足，产生懒惰、依赖的习惯，对需要自己独立完成的事情产生恐惧和逃避，甚至学会完全地依赖成人，用哭闹的方式对抗家长达到自己的目的。父母再给予相应的宠惯，婴儿就对爬行和独立完全失去信心。婴儿身体的懒惰又直接导致了大脑的懒惰，造成大脑统合失调。

例如，孩子听到写作业的命令，半天没有动作，父母再催，还要有一个时间停顿，孩子才会执行。有的老师或父母就误以为孩子性格慢，反应迟钝或智商出现了偏差，其实是婴儿期大脑统合协调时，接收信息与做出反应的统一协调不足，出现了一个时间停顿，与其他孩子准确无误地快速反应形成了鲜明的对比。

造成这一后果的原因，可能与我国传统的育婴观念有关。传统育婴怕婴儿学会爬以后难带，或嫌婴儿四处乱爬弄脏衣服；再者就是我们的家庭以床为主作为婴儿的活动空间，限制了婴儿的自主爬行范围，导致婴儿不会爬行或很晚爬行，有的甚至直接站立走路，造成了大脑统合失调。在未来的体育运动、空间感觉、反应速度，以及智力发育方面都远远落后于正常婴儿，严重影响孩子的成长，上学以后更是令老师和家长头疼。这是我们家长要特别警惕的问题。

大脑统合失调对婴儿心理的打击也是巨大的，对婴儿自信心的伤害，会在父母完全没有察觉的情况下无形地扩大。因此，在婴儿出生到 6 个月这段时间，婴儿爬行训练及爬行能力的提高，对大脑统合协调是最有价值的训练和开发。让婴儿随心所欲地到处爬行，是婴儿自己创造自己，自己发展自己的实践过程。父母应该给予积极的帮助，创造一切可能的条件和环境，进行系统的爬行训练，让婴儿早日学会爬行，婴儿爬行越早越充分，后天智商和能力就越高。在爬行的基础上，婴儿会自然地能学习站立，主动寻找墙壁、家具、大人等一切可以支撑自己站立起来的东西，扶着这些东西婴儿自己就能够把身体完全地站稳。所以，帮助婴儿学会爬行，可以说家长的早期教育就完成了 80%，婴儿爬行以后自然地就能学会说话、站立和行走。

婴儿从学会爬行开始，父母的作用就越来越次要。父母也应该在这个时期重新调整自身，学会站到婴儿的背后，把婴儿真正当做主人，跟在婴儿的后面，适当地帮助婴儿控制方向就可以了。要学会给婴儿的成长提供环境、创造条件、修路搭桥，不要主观控制、强行干预、无端干扰婴儿。自然快乐地育儿，就是训练引导婴儿自己进入完全独立的自己发展自己的状态，把发展能力和智慧教给婴儿自己去把握。家长可能会有一个误区，认为婴儿是完全需要家长照顾帮助完成各种能力的，其实真正优秀的婴儿是他们自己早早地掌握了自己发展自己的方法，这个能力是初生婴儿就已经有了的，我们的家长只需要在 4～6 个月的时候训练帮助婴儿学会爬行就够了。已经怀孕或者正在培养婴儿的家长一定要明白这个道理，尽快把成长的权利和能力交给婴儿。

（12）站立与行走

婴儿需要经过两年的充分爬行，才能独立地走向世界，其中一年是在胎儿时期趴在子宫里完成的。也就是说，人类的大脑是以爬行的方式开始进化的，脱离或违背了这个进化过程，大脑的发育和进化就不充分，智商就不会很高。这样，我们就很容易理解，智商不完全是遗传的结果，而在现实生活中我们也看到许多智力平平的家长，他们的孩子却非常聪明。

这也就揭开了出生就患脑瘫的婴儿，坚持正确的训练，同样可以走进大学成为有用人才的奥秘，这极大地鼓舞了我们对婴儿早期训练的信心和决心。既然是早期训练，就要突出在一个"早"的概念上，一定要及早行动。

笔者之所以指导很多婴儿训练都很成功，他们的智商也很高，经验就是及时地抓住了婴儿大脑发育的关键时期，并且通过大量的实践育儿经验，从婴儿出生就开始进行抬头、翻身、爬行训练。许多婴儿家长甚至在怀孕的时候就开始学习这些方法，婴儿出生以后更是不敢有丝毫的疏懒和放弃。从出生开始接受训练的婴儿，大多数5个月就学会了爬行，有的甚至4个月就会爬行了，而他们的智商和健康也像我们期待的那样，得到了非常理想的提高。并且这套方法非常简单，容易掌握，对婴儿大脑的发育有很好的帮助。

如果婴儿的大脑发育已经达到了一定的高度，而婴儿的身体行为动作没有及时跟上，身体的懒惰就误导大脑也跟着"懒惰"。大脑正常发育过程中的某些区域就会出现停止或传递不良，智能结构就不能达到最佳水平，这是我们家长在婴儿小的时候不容易发现的重大问题。婴儿一旦长大成人，在学习生活的方方面面，需要智力和各种潜能发挥作用的时候，着急后悔也就来不及了。

所以，家长一定要珍惜重视今天的婴儿程序训练，让婴儿争取在4个月左右的时候就学会爬行，帮助他们的大脑发育达到最好的状态，彻底避免大脑统合失调或者智力发育不良，以免造成再也无法补救的人生遗憾。

婴儿开始爬行以后，就要把家庭环境尽量布置得适合他们到处爬行。日本和韩国的地铺和榻榻米就非常适合婴儿爬行活动。有经验的家长还会把婴儿带到操场或特别开阔的地方让婴儿到处去爬，我认为这非常有必要，婴儿的爬行只需要 4～5 个月的坚持训练就可以完成，为什么不抓紧这宝贵的时间，和婴儿一起去大自然中获得灵性成长呢。

婴儿行走也是在婴儿充分爬行的基础上自己完成的，让婴儿到处随意地爬行，婴儿爬行协调得非常熟练平衡的时候，他们就可以自动扶住东西单独站立起来。以后也是婴儿自己逐渐扶着物体迈开双腿行走的，这个过程是婴儿完全体验、探索、学会自己掌握、发展自己的秘密时期，需要完全由婴儿自己独立完成，完全不需要外界力量参与，尤其是家长盲目主动的过度帮助。所以，婴儿的站立和行走是不要家长帮助的，任何由家长搀扶帮助的站立行走练习都会扼杀婴儿的能力。因此，家长一定要坚持让婴儿自己走他们的路，这样，他们的人生道路才会更精彩辉煌。

（13）婴儿要"四浴"

①日光浴。将婴儿移放在光线充足、可以晒到太阳的地方，尽量全裸身体，让阳光充分地晒向婴儿的身体。结合翻身操训练，让其俯卧在专用的护理枕上，让阳光晒向婴儿的背部。日光浴主要是依靠阳光照射婴儿皮肤，促进婴儿体内维生素 D 等营养素及成长所需物质的合成，从而对婴儿的身体起到促进作用，对皮肤、肌肉及骨骼产生强健作用。

②空气浴。将婴儿充分暴露在新鲜空气之中，沐浴在大自然之中，使他吸取大自然的精华，连接贯通身体与大气之间的信息交流，强健婴儿的身心。空气浴可以在室内也可以在室外进行。在室内，婴儿的房间要注意空气的流通，尤其是在婴儿睡眠期间，要保持室内空气新鲜。早晚天气较好的情况下，应该经常带婴儿到树木多的公园、水塘边去做空气浴，那里的空气中含有的负氧离子浓度偏高，极有利于婴儿呼吸大量的含负氧离子的新鲜空气，对婴儿脑部的发育极为有利。

③风浴。婴儿和风生来就是伙伴，有风陪伴成长的婴儿才是大自然的精灵。婴儿在风霜雨雪中产生灵气，没有风和大自然的帮助与熏陶，童心

中的灵性就很难建立。这是他后天产生最高智慧——悟性的基础。没有了风浴，婴儿就丢失了伙伴，他会孤独无助，甚至会产生很多疾病，如孤独症、自闭症以及生长发育滞后。

④水浴。可以在婴儿洗澡或游泳洗浴时，让婴儿充分接受水的压力和沐浴，在水中自由地游动，让水轻拍婴儿的身体，达到在水中充分活动身体的目的。婴儿是从羊水中来的，出生以后同样让他接触水的沐浴，会使婴儿的身心达到极其舒服的状态。尤其是奶盐沐浴后的婴儿，皮肤吸足了盐分和营养，又提高了身体温度，也就是补足了元气，会有一种幸福得无边无际的感觉。这是我们父母最愿意让婴儿享受的一种抚育方式。

（14）洗出来的健康

传统育儿注重给孩子增加吃的营养，往往不懂或者忽视直接营养护理皮肤获得健康。更简单科学的办法是通过洗浴、浸泡、涂抹等方式直接给身体补充营养，这是一个预防孩子不生病的新办法。

皮肤毛发是婴儿身体最外层的屏障，好比是身体的城墙，不但有保护身体与内脏的重要功能，而且直接体现着婴儿的健康和外貌形象。因此，婴儿出生以后，身体和头部的清洗护理就非常重要，每日早晚都要各进行一次，隔日要游泳洗浴一次。清洗护理要用专业的奶盐，清洁、游泳、洗浴的时候，头部、面部、身体褶皱处，要用专用奶盐涂抹浸泡 5 分钟后再清洗，这样可以滋润营养皮肤，彻底清洁消毒，不要用任何化学洗浴产品，婴儿皮肤的吸收能力特别强大，化学制剂中的有毒有害物质会被皮肤直接吸收到身体血液中，导致身体酸性毒素过度，破坏肝脏、肾脏和心脏的正常发育，会给以后的脏器疾病留下隐患，甚至引发严重的肝病、肾病和白血病等。

在临床医学研究实践中研究人员经常使用小动物做试验，把各种疾病的细菌、病毒搅拌在食物中喂给动物。结果发现，只要是没有消化道溃疡或者黏膜损伤的动物，细菌和病毒并不会引起感染，动物也就不生病。但是，研究人员把动物的消化道黏膜划破，动物很快就感染了疾病。因此，研究表明，消化道传染病和皮肤黏膜的健康有直接关系。被感染的人群也往往是已经患有消化道溃疡或黏膜损伤的人，因此，保护皮肤黏膜就等于预防疾病。

皮肤黏膜健康就是孩子少生病或者不生病的保障，加强皮肤黏膜的护理，让孩子获得健康滋润的皮肤，就是帮助孩子预防疾病的有效途径。皮肤黏膜是人体最大的器官，也是阻挡外界疾病侵犯的第一道屏障，从婴儿脐带脱落到 1 岁，要坚持每日给婴儿奶盐洗浴、游泳一次。奶盐中的牛奶直接营养滋润皮肤，增强了皮肤的抵抗免疫能力，让皮肤就像坚固的长城一样保卫身体内脏，这是预防一切疾病侵犯的最有力的办法。

（15）用婴儿专用奶盐根除皮肤病湿疹

大部分婴儿出生以后，都有不同程度的湿疹或者其他皮肤疾病，这类湿疹是因为妈妈孕期体内寒气过重造成的。我们最常用的方法是首先在脾胃经络上祛除体内寒气，并在婴儿奶浴盐中加 10 毫升母婴消毒护理液，彻底清洁杀菌后再涂抹药物，满月以后，湿疹就能够根除。

笔者治疗过最严重的湿疹案例现在还印象很深。那个婴儿全身都长满了湿疹，尤其是前胸后背更重，臀部还有尿疹和臀红，孩子的面色、精神都很差。婴儿体内湿气大，按摩脾胃经络效果不明显，笔者就用具有补肾驱寒功效的草药给婴儿泡脚，把寒气引下去的同时给其口服帮助肝脏造血的营养液，调配健脾胃的山药、芡实或者白茯苓水冲奶给其喝，用婴儿奶盐浸泡身体沐浴 15 分钟，再用湿疹膏按摩相关经络，让药物彻底吸收，经过调理，两周以后婴儿就痊愈了，反复了几次，最后根除了。孩子现在 16 岁了，身体结实健壮，很少生病，没有患过任何口疮和皮肤病，经常有人夸他的皮肤好。可见，护理好婴儿的肌肤，可以一劳永逸，让孩子永远远离皮肤疾病的困扰。

皮肤黏膜组织的发育离不开盐分，皮肤和肾脏紧密相关。但婴儿的肾脏处于发育的幼嫩状态，不能直接通过食物补充代谢盐分。因此，奶盐中的盐分被身体直接吸收利用、代谢，就避免了盐对肾脏及其他重要脏器的损害。奶盐中的芦荟直接杀菌消毒，抵御细菌侵犯。这样的护理会使婴儿的皮肤、毛发健康美丽，皮肤具有很好的抵抗免疫能力，同时可以预防、治疗并彻底根除婴儿湿疹、尿疹、痱子、疱疹等常见皮肤病。

婴儿的皮肤非常娇嫩，特别容易感染各种皮肤病，而且很难治愈。皮肤病奇痒难耐，危害最大，直接干扰婴儿的心理发育，影响甚至破坏人一生的脾气和性格，一定要及早预防皮肤病。婴儿时期奶盐洗浴游泳，还会游出一个聪明的大脑和健康的身体，奶盐洗浴游泳后的孩子睡眠更好。

（16）婴儿奶浴与皮肤护理

婴儿每日面部清洗应分早晚各一次。母乳好的母亲可以在洗脸之前半小时用母乳滋润婴儿的面部皮肤，会起到很好的皮肤护理及美白效果。婴儿的头部每日在游泳之前清洗，要特别注意头皮垢的积存和污染。一旦形成结痂的头皮垢停留在婴儿的囟门处，会使婴儿产生特别大的心理烦躁和身体不适感，对婴儿的成长产生干扰和伤害，应该特别引起年轻父母亲的注意。这里要特别强调的一点是，传统育儿方法，人们往往习惯将粉扑在婴儿颈部、腋下等皮肤褶皱部位，以防止婴儿皮肤黏膜被淹，尤其是婴儿的生殖器部位，但是大量的粉尘在单位面积内进入呼吸道，会形成孩子后天的过敏体质或引起婴儿鼻炎、哮喘等，所以这种方法是极其错误的。

应该在游泳洗浴水里放入婴儿专用奶盐，出水之后对婴儿进行全身整体的护理，用专用的婴儿按摩膏及皮肤护理专用油，如葡萄子油、杏仁油等，或者婴儿专用润肤露，对婴儿进行全身抚触按摩之后保留下来的滋润成分，对婴儿的皮肤就能够起到良好的护理作用，既安全又有效。

游泳洗浴是作为清洗和锻炼同步进行的方式，每日早晚各 1 次。坚持训练就会收到令人惊喜的智力提升效果，游泳洗浴对婴儿心理发育与环境适应能起到永久的帮助作用。经常地用婴儿专用奶盐洗浴浸泡婴儿的身体，可以预防皮肤疾病，婴儿的皮肤需要盐分滋润，这样湿疹、疱疹、痱子和皮肤上的炎症就可以被消除。我们在过去比较熟悉给婴儿增加饮食营养，对身体皮肤的营养滋润可能不是很在意，结果许多的婴儿皮肤疾病让我们困惑。婴儿的皮肤病非常不好治愈，在婴儿出生就用婴儿专用奶盐洗浴浸泡婴儿的身体，皮肤病就再也不会出现了。

　　专用奶盐对婴儿身体和皮肤都有营养作用，可以提高婴儿的身体健康，婴儿皮肤的强壮健康是预防其他疾病的基础，身体皮肤黏膜是抵抗疾病的屏障，好多疾病是从皮肤发炎入侵的，这一点要引起家长足够的重视。皮肤毛发的色泽是健康和营养的首要表现，没有好的皮肤毛发就没有真正的健康，而好的皮肤毛发是内外皆修获得的，所以，头发也是需要奶盐滋润的。

（17）游泳洗浴法

　　新生儿脐带完全脱落愈合，全身没有任何外伤时，即可采用游泳洗浴法。出生 7 天以后，每天要固定时间实施。游泳洗浴法的具体操作方法为：先备好一个长 60～80 厘米，宽 40 厘米左右的浴盆；注入 38℃左右的温热水（由于季节和室内环境的差异，可灵活掌握，原则上以家长手感不烫为宜），至浴盆容积的 70% 左右，放入婴儿专用奶盐 5 包，让水呈乳白色。准备好婴儿浴液，床上铺好一块大浴巾，放好一条尿裤，开始需两位家长共同操作。

　　①先取一小盆（1 500 毫升左右）温水，将婴儿抱在一侧怀中，清洗婴儿的头部，将婴儿的头部洗干净。用毛巾吸掉头面部的水，不要用毛巾挤搓头部。因为婴儿很容易疲劳，游泳以后再洗头婴儿就不耐烦了，往往

容易出现洗浴完却来不及清洗头部的情况，所以应该先洗头，这样也可保证游泳的水不被污染。

②脱掉婴儿所有的衣服，使婴儿由脚至腿逐渐入水，慢慢将婴儿全部放入浴盆浸在水中。

③家长右手伸至婴儿颈后到达右肩后方，拇、食指在上其余三指伸入腋下，把持婴儿右肩，让婴儿颈部舒适地仰在家长的手腕处；左手伸至婴儿两腿间，托起婴儿的臀部，双手抱稳婴儿。婴儿的整个身体固定在家长的左右手之间，将婴儿完全浸泡在水中，左手轻轻抬起臀部，向前推动，让婴儿在水中适应一分钟左右。

④在水中前后左右移动婴儿，使婴儿做仰泳状游动（一定要注意婴儿的头和嘴须始终在水面上）。

⑤家长移开左手至婴儿左肩后方支稳宝宝，右手抽出配合左手翻动婴儿至俯卧状。

⑥右手用方法3固定婴儿左肩，同时用手腕托起婴儿下巴。

⑦左手抽出再伸至婴儿两腿间，前后移动婴儿做蛙泳状游动数次；5分钟后将婴儿换至仰卧状，保持入水时的状态，用浴液清洗全身，将婴儿直接抱出浴盆，包在备好的浴巾内（不要用毛巾擦婴儿的身体）。迅速穿好纸尿裤，以防婴儿排泄物发生污染。

这个时候给婴儿30～50毫升的水或者乳汁。游泳后的婴儿会感觉非常舒爽，全身完全放松，极易进入睡眠状态。在婴儿出现烦躁情绪难以控制时，可以适当采取游泳洗浴法，使婴儿尽快安静下来，对婴儿的智力和生理发育有极大的帮助，这也是帮助婴儿适应后天环境的又一方式。新爸爸妈妈配合操作，反复使用，每天早晚各一次，如果坚持游上一年，会游出一个聪明的大脑、健壮的身体。

游泳洗浴法是根据胎儿源于羊水中的生活特性而设计的，利用他们在母体内就会"游泳"这一潜能及时地开发其大脑智力，有力地协调四肢及全身的运动，很好地帮助宝宝适应后天环境。实践证明，适当地洗浴配合四肢游动，对婴儿身心健康发育有极好的促进作用。

你看，相片上的宝宝叫多多（见图6－6），他游得多带劲儿。经过50天近百次的游动，多多现在耳聪目明，已经能寻找、抓握床边的玩具，四肢的运动灵巧而有力，体格健壮，体重14斤，身高63厘米，趴着已经能完全支撑起上肢，平衡能力非常好。游泳洗浴法稍有难度，可咨询专家或请专业育婴师指导后再做尝试。

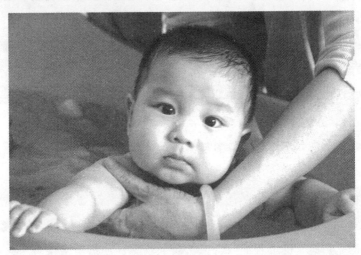

图6－6　多多在游泳

（18）裸露身体培养趴卧优势

婴儿的身体发展需要运动，越是在婴儿很小的时期，其服装越少越有利于运动。0～42天的新生儿最好不穿衣服，在冬季可以将其全裸地装入睡袋，这会使婴儿获得像子宫内一样舒适、自然的感觉。对新生儿适应子宫外的环境具有积极的意义。在夏季的时候，婴儿只需要穿一次性尿裤，经常全身裸露着接受日光浴、空气浴。春秋两季的婴儿，不要穿裤子，放入轻柔纯棉的睡袋里裸睡。婴儿清醒或者喂奶、做运动时，只需穿轻薄柔软的纯棉上衣，以开襟无领婴儿和尚服为宜。

要经常把婴儿放在室外空气阳光充足的地方进行日光浴。只有融入到大自然中的婴儿，才能吸万物之精华，取生长之灵气，与自然乃至宇宙信息相互交融，使婴儿产生巨大的个性发展基础。大自然是婴儿智慧的摇篮，只有融入大自然的婴儿，才能获得最充分的脑及身体发育能力，这一点是婴儿自动吸取自然智慧、发展创造自身的特性优势。与传统育婴将婴儿完全包裹，放入封闭黑暗房间的培育方式完全不同，再次呼吁新爸爸妈妈，解放我们的婴儿。

身体从胚胎开始，大约要经过两年的充分爬行，才能够独立地走向世界。婴儿是爬向世界的，家长可以帮助婴儿养成趴卧的习惯。婴儿可以从爬行俯睡育儿法中，提早建立起抬头、翻身、爬行的能力，例如，让婴儿趴卧在婴儿托枕上，使用趴卧姿势玩弄玩具到探索周围环境，一直发展并且保留这样一个姿势习惯，会对婴儿后天集中注意力学习、阅读提供极大的帮助。趴卧姿势看书的习惯，可以使婴儿或儿童专心致志地进入书中，引起他极大的阅读兴趣和快乐。会使婴儿自己创造出一种适合自身兴趣和习惯的学习方法，而且完全是在一种婴儿心智控制下的主动状态。这为婴儿今后自主学习、自己解决困难，建立了一个有效的解决方法和途径。相信婴儿具有很好地选择和发展创造自己适应环境的本领，这是婴儿与生俱来的能力，对其一生具有深远的意义，家长要注意发现、培养和鼓励。

婴儿从出生抬头到爬行阶段培养起来的趴卧姿势，对他们后天观察能力、动手能力及学习阅读能力的培养，都起到了加强的作用。爬行俯睡培育的婴儿，可以避免周围环境及噪声对他们的干扰，他们的上臂、胸部及头颈部的肌肉及神经协调可以达到最佳状态，俯睡还使他们的大脑供氧充分。趴卧姿势的婴儿，其视野广阔，听力充分，耳聪目明。趴卧姿势对儿童大脑的刺激与开发作用是其他姿势无法相比的。婴儿的观察能力与其自身的身体姿势相配合，这是最舒适也是最适合的开发方式。

俯睡可以使婴儿的大脑获得充足的供血和氧气，进入深度睡眠，以利造血和生长激素的分泌，对其成长具有积极的意义。俯睡可以使处于翻身和爬行时期的婴儿获得最大限度和最佳状态的头与身体及上肢的协调运动，对婴儿的智力开发具有极大的促进作用，对其后天的独立意识和行为自控能力的产生有很大的帮助，同时可以使婴儿的自我调节控制及支配能力有巨大的提高。

婴幼儿时期，长期正确的趴卧姿势，可以使婴幼儿的观察力、注意力、记忆力得到极大的提高，并对婴幼儿集中精力玩耍或学习产生极大的专注投入能力，有利于婴幼儿兴趣的培养，对婴幼儿多动症具有预防和治疗作用。但是，必须从新生儿开始训练，日积月累才会产生最佳效果。趴卧姿势还能培养出婴儿独特的个性风度，这是新爸爸妈妈给婴儿培养的第一个良好习惯，我们把这个习惯命名为"趴卧优势"。（见图6－7）

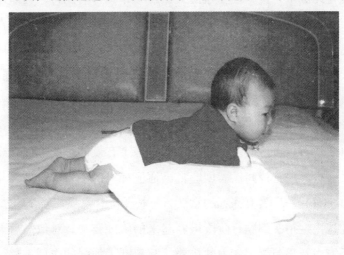

图6－7　婴儿的趴卧优势

（19）现代育儿机构对儿童的帮助

新生儿在医院期间可以得到较为专业的护理，回到家庭中的养育和护理就参差不齐，不同的家庭环境以及家庭成员对新生儿的养护水平也不相同。专家跟踪研究发现，用传统家庭方式养护的新生儿，42天以后各项成长指标几乎均呈下降趋势，尤其是 3 个月以后，婴儿的成长指标远远低于发达国家同时期婴儿的成长指标。这说明我们国家家庭婴儿养护存在着一定的问题，护理知识和相关的育儿经验不科学，造成我国普遍缺乏婴幼儿时期早教及规范培育，使得我国婴幼儿生长发育质量始终处于低水平状态，儿童的基础人格培养存在着一定的问题和缺憾。

随着社会的发展，现代的年轻父母已经开始积极改变传统的育婴理念和方法，但是由于我国多年积存下来的对婴幼儿成长不重视的思想，使得这一领域几乎是一个空白地带。家长和婴幼儿缺乏正规的教育机构给予系统指导。笔者在以上章节介绍了大量的科学婴儿养护方法和理念，它们与传统育儿方法截然不同，是给现代父母科学育婴的重要参考，父母正确掌握该方法后尽可以根据实际情况自由发挥。但是想要做好一个非常优秀的早教案例，这些知识在父母亲初次操作时的不准确性还是会出现一定的失误。寻求育婴师的帮助，尽快熟练育婴技巧，进入科学的育婴状态，是年轻父母对孩子的一笔黄金教育投资。

笔者作为一位专业的中医育儿师，长期从事育儿工作，深知这个时期母婴及其家庭急切地需要这方面的帮助和服务。月嫂是以保姆的形式进入家庭，帮助母婴完成月子期间的养护工作。育婴师是专业的医务或早教幼师，具有很强的专业知识和丰富的育儿经验，能够给年轻的父母提供完整系统的科学育婴帮助。

第七章 全面添加营养素

（1）营养是健康的基础

健康是生命唯一宝贵的资源，营养是健康的基础，过去由于物质生活的匮乏，营养对儿童健康一直没有完全发挥作用。随着物质生活水平的不断提高，我们有能力通过改善身体的营养状况来获得健康。而营养的补充是门很大的学问，绝不是吃了什么就能使我们怎样，而是我们吃下去的东西能够让身体得到好的改善，体温获得恒定或者提高，利用营养维护健康、改变体质的健康状况，同时完善儿童的性格。

本书极力提倡这样的健康方式：让营养素成为家庭饮食健康的帮手，尤其是在孩子很小或正在孕育的时候，大量充足的营养素不仅可以使他们善良、健康、智慧，还可以让他们永远地远离疾病。笔者在过去十几年的育儿工作中，最有价值的工作就是让许许多多的人相信了我的这一理念，并且坚持了下来，取得了非常好的效果。拥有了健康的身体，才能增进我们自己和别人的快乐，生活也会更加绚丽多彩。

（2）营养和营养素

营养补充是指机体摄取、消化、吸收和利用食物中营养素的全过程。食物中的营养素与人体正常活动及保健有着密切的关系。我们评价某个孩子的营养好与不好，首先观察了解他的膳食结构和饮食习惯，同时看他使用营养素后身体表现出来的健康状况，才能鉴定出这个孩子的身体营养状况。营养素可分为六大类：蛋白质、脂肪、碳水化合物、维生素、水和矿物质。

①蛋白质

蛋白质是构成人体组织细胞的重要成分，也是保证身体生理功能的物质基础，在身体里的含量仅次于水。儿童生长发育快，所需要的蛋白质也比较多。蛋白质由20余种氨基酸组成，其中有9种氨基酸是儿童身体生长发育所必需的，这9种氨基酸叫必需氨基酸，必需氨基酸是身体不能合成的。如果必需氨基酸供给不足，就不能合成身体需要的足够的蛋白质。而动物性蛋白质氨基酸比植物性蛋白质氨基酸容易吸收，所以，无论母乳还是人工喂养的孩子都需要添加活性乳清蛋白粉和氨基酸营养液。

②脂肪

我们日常吃的动植物油都是脂肪，脂肪的主要功能是供给身体热量及促进脂溶性维生素A、D、E、K的吸收，减少身体热量的散失，保护身体的脏器、关节等组织不受损伤。脂肪对儿童成长很重要，因为他们处在生长发育最快的时期，需要的热量很高。膳食中脂肪供应的热量占总体热量的30%，脂肪缺乏会影响儿童的生长发育。婴幼儿的脂肪来源最好是母乳或优质奶制品。

③碳水化合物

碳水化合物也叫糖类，是人体热能的主要来源，可供给身体50%～70%的热能，是组成细胞不可缺少的物质，还能帮助脂肪代谢，减少蛋白质的消耗和分解，增加食欲，具有保肝解毒等作用。糖类能供给身体随时需要的热能，促进生长发育。但糖类不能摄入过多，否则就会影响脂肪和蛋白质的摄取，引起肥胖、气滞血瘀、免疫力下降，容易发生感染等。

④维生素

维生素与矿物质虽不能供给身体能量，但对身体生理活动及生长发育却能起到极其重要的作用。维生素分为两类：一类为脂溶性维生素，主要有维生素 A、D、E、K 等，缺乏时可引起佝偻病、夜盲症、生长发育障碍等；另一类为水溶性维生素，主要有维生素 B 族及维生素 C，缺乏时可引起身体发炎、贫血和各类感染及感染性出血等。

⑤水

水是人体不可缺少的营养素，它的重要性仅次于空气。儿童身体内的水分可占体重的 80% 或更多。人体的各种生命活动都离不开水，尤其是正处于生长发育期的儿童，对水的需求量更大。1 岁以下的儿童每日每公斤体重需要水 125～150 毫升，儿童如果能够喝上天然纯净的水，他们的后天体质将会很优秀，不仅远离疾病，而且会特别聪明。

水对于我们的健康很重要，所以，我们要尽自己所能为孩子选择优质的水。同时，我们要教会孩子从灵魂深处敬仰崇拜水，对水的信仰就是我们对身体健康的态度。

⑥矿物质

矿物质是指含量占体重 4% 以下的元素，包括必需元素和非必需元素，对人体有明显的营养作用和生理帮助。矿物质是构成身体骨骼、牙齿和血液的重要原料，又是酶和激素的重要成分，还要维持体内的酸碱平衡、心跳节律、肌肉的收缩舒张等多种重要生理功能。

钙、锌、铁、镁、硒、铜等矿物质的补充，对身体的发育能够起到支撑和推进的作用。全面合理地补充矿物质可以使儿童健康快速地发展其智力和能力，这对早期智力开发是必不可少的。钙、锌、铁要选用可以掺入奶粉中使用的产品，才能有利于儿童吸收。有些产品是以碳酸或草酸等化学制剂为配方的，容易和母乳及奶制品发生化学反应，婴儿的胃肠无法吸收这类产品。婴儿的胃肠中始终都有奶汁储存，不合适的钙、锌、铁制剂虽然补了，但不能被吸收，就不能起到作用。这就是常常父母已经补充了这类营养，但是孩子体内钙、锌、铁的指标总是偏低，或引起其他矿物质缺乏的原因。

儿童身体内的钙约 99% 构成骨钙盐，分布在骨骼和牙齿中，约 1% 分布在体液中，其作用有维持血管的正常通透性，抑制神经肌肉的兴奋性，参与肌肉的活动和血液的凝固过程。膳食中钙的吸收受到许多因素的影响，例如，肠道内钙的浓度与肠道对钙的吸收率要成正比；食物中碱性磷酸盐和草酸盐等容易与钙形成不溶解的化合物，影响钙的吸收；氨基酸、乳酸、维生素 D 有利于提高钙的吸收率。食物中钙和磷的比例影响钙的吸收，母乳中钙和磷的比例为 2∶1，是最适合钙吸收的比例。人的年龄与钙的吸收率成反比，儿童每日肠道钙的吸收率为 60%。

铁是人体需要量最多的矿物质，供给不足就容易发生缺铁性贫血。锌是身体内 200 多种含锌酶的组成成分，也是酶的激活剂，缺乏时可影响儿童的智力、生长发育、免疫功能、食欲等。铜可促进铁构成血红蛋白，也是许多氧化酶的辅助元素，缺乏时也可引起贫血，生长缓慢等现象。碘是调节人体内的热能代谢，构成甲状腺素的重要成分，缺乏时影响生长发育。硒是人体代谢不可缺少的微量元素。

（3）合理搭配营养素

母乳和配制奶粉都不能完全满足婴幼儿发育所必需的营养素，合理地搭配营养才能全面提升儿童的智能、体能及整体素质。可见，合理的营养搭配是育儿的一个关键，也是帮助我们育儿成功的捷径。

婴幼儿时期营养素的补充，应该从出生以后逐步添加，10 天左右要补充维生素类营养，20 天以后就要全面补充矿物质微量元素、蛋白质、氨基酸、卵磷脂、叶酸等，1～12 岁的儿童，应该按季节和孩子生长速度补充相应的营养素。每年春季的 3～6 月份，秋季的 9～11 月份，是孩子一年中生长最快的季节，在这两个季节要全面系统地调整营养，正确及时地补充营养素，促进身体的生长发育。在父母的育儿实践中，每年都要定期给予孩子足够的各种营养素搭配。但是，对一些保健品要慎重使用，凡是不完全针对婴幼儿年龄设计的产品一定要谨慎，必要时请教专业医生，在他们的指导下正确搭配适合不同环境及体质状况的营养素。搭配合理的营养素是儿童成长不可缺少的营养来源，要根据实际需要随时添加或减少相应的营养素。这是儿童预防疾病、增强体质最直接有效的办法。

营养素之所以要搭配使用，是由儿童的状况及差异决定的，要在实际应用中因人而异进行合理搭配。需要进行观察和检测，确定所搭配的营养素合理有效，不能主观臆断赶时髦、随大流。切忌重复补充食物中已经过剩的营养素，而忽视真正缺乏的那部分。

（4）出生就要全面添加营养素

儿童因为生长发育迅速，对各种营养素的需求非常旺盛，必须额外补充。新的营养学理论认为，目前的母乳或儿童配方奶粉不能完全满足现代孩子的生长需求，甚至不能充分供应最基本的帮助大脑发育的营养素。

这是个非常值得引起重视的问题。孩子在出生后6个月内，大脑要经历唯一的一次智力发育高峰，大脑的内部结构和组织细胞迅速发育增值，大脑的重量、质量和体积迅速增长，以惊人的速度发展到类似成人的功能结构。6个月以后，这种发育就停止了，大脑组织细胞的数量不再增加。而这个过程中，大脑组织和细胞的迅速发育，是完全依靠健脑营养素完成的，如卵磷脂、DHA、氨基酸、高级蛋白质、阿胶素、鳕鱼蛋白、维生素、矿物质、糖元等。营养专家主张新生儿要及时添加必需的各种营养素及健脑营养素。

发育成长是儿童的主要任务，3个月的婴儿，其体重为15斤左右，是出生时的两倍多。6个月的婴儿，其体重为18斤左右，到周岁时，体重则约为出生时的四倍。发育成长既然如此迅速，供给发育的营养物质自然也要非常及时。儿童所需的热量比成人多，除了满足身体内部各组织器官生长发育需要的营养外，儿童外部肌肉骨骼的发育和运动协调，以及智力发育更需要相当多的营养消耗。儿童在迅速成长中，每天都需要有大量的蛋白质储存备用，蛋白质不但要数量充足，其质量需求也较高。儿童身体的各个部分，如脑、骨骼、脏器、毛发、肌肉等组织器官的发展，都需要充足的蛋白质、脂肪、糖、水、矿物质和维生素。

人的体质是否健康，体格是否高大，固然受遗传的影响与限制，但能否突破遗传因素的限制，则全靠营养的作用。营养支配并决定着人体的健康和智能。儿童正常的生长发育，主要靠食物供给充足的营养，如果没有充分的营养，就没有希望获得正常的成长，这一点可以在经常受饥饿的儿童身上获得证明。

（5）儿童营养不良影响一生健康

美国营养基金会主席皮尔逊博士指出："幼童时期患营养不良的人，和在同样环境生长而有足够营养饮食的人相比较，前者的智力和体力表现往往较差。并且，营养不良的儿童更有精神冷淡、缺乏动力和创造力的现象。"科学家曾经做过广泛的研究，想探求营养不良与身体发育、生殖、工作能力有何关系，结果却发现营养不良或不足，对于脑神经系统的发育和功能的发挥所造成的影响非常巨大。

婴儿在出生前，一切营养均依赖母体供给，所以，孕妇需要想方设法摄取大量丰富的特殊营养，以满足胎儿的生长发育。但是，婴儿出生以后比胎儿更需要营养，却没有了胎儿以母体作为营养来源的优势，此时，给新出生的宝宝补充足够的营养用来成长发育绝不能忽视。

婴儿的身体和胃肠消化吸收功能尚不完善，本来对食物营养的消化吸收就有困难，家长再不重视或受传统观念的影响不能及时给孩子添加他们需要的特殊营养素，而是让孩子大部分的营养仍然依赖单纯的母乳或代乳品来提供，对孩子的影响将是巨大的。科学育儿实践证明，传统的喂养方式有时能影响孩子的成长，甚至导致孩子患病。儿童时期频繁发生的疾病也是营养不良的结果，如儿童过度肥胖，就是一种疾病，是因为儿童摄取的脂肪和糖类营养过剩，再加上不正确的睡眠造成的。消瘦也是一种疾病，是因为营养不良、消化功能不好和睡眠不当造成的。

婴儿渐渐长大直到自己能够独立进食，仍然要依赖于母亲或家庭建立的食物结构和饮食习惯获取营养。儿童需要的营养比成人多，但比成人的摄取途径少，因为营养不足或过剩导致的儿童整体发育不理想，是现代儿童出现各种问题的根源。例如，儿童多动、脾气不好、注意力不集中、自闭、烦躁、厌学、冲动、控制能力差等问题，都与缺乏营养素有一定的关系，应该引起年轻父母的重视。

(6) 营养素缺乏让孩子从小就失去了健康

孩子生病的原因大致可以分为两类：情绪失控和营养不足。如果我们能够杜绝这两个原因，疾病就能被我们控制，这是保持健康的真理。疾病就是一种身体长期处于低体温的状态。其实，拥有健康对我们来说并不难，难的是我们一直以来没有建立正确的健康观念，一种保持体温恒定在37℃的生活方式。或者是没有人引领、倡导我们正确、系统地去维护体温，健康就是体温处于36.8～37℃的恒温状态，在这个范围内，体温越高身体越健康，当然体温和发烧不是一个概念，千万不能混淆。

36.8℃是基础体温，即早晨起床的温度。人体就是小宇宙，小宇宙自然也有一个小太阳，和大自然的太阳对应，早晨升起，晚上落下，就是以体温为标志，早晨体温为36.5～36.8℃，正午以后最高37～37.5℃。体温每升高1℃，健康态就提高6倍，体温每降低1℃，抵抗免疫力就下降30%。现代人为什么会有健康危机？就是因为人们的行为及饮食理念习惯使得体温普遍降低了1℃左右。现在很难找到体温恒定在36.8～37.3℃的人了，如果我们大家从现在开始，集体都来提高体温，我们就能迎来前所未有的健康时代。那些高人、高僧或者习武练功之人比普通人及早懂得其中的奥秘，通过修行练功符合了自然之道，禅悟了生命的温度天机，他们的饮食习惯就以纯阳升温为主，所以，他们之中的有些人体温高达39℃，真正的高人就是体温比普通大众高的人。这样你也就禅悟了生命的玄机，一切的大智慧、大慈悲、大悟、大本事、大成功、大健康的喜悦人生都是由体温决定的。所以，我们只要简单地通过帮助孩子增加营养来提高、恒定他们的体温，就能成功地完成育儿工作。真正智慧的孩子绝对不是教育出来的，而是他们自己觉悟的，家长只需要教会他们恒定体温的饮食行为方法。

我们的社会现在最缺乏的就是健康领头人和专业的健康机构，我们真正需要的不只是医院，还需要专业的健康管理中心来引导我们正确地恒定体温。所以，笔者就想写这本书，号召天下的有识之士，创办专业的高品质的健康中心，普及正确的、健康的、不生病的理念和家庭饮食习惯。

我们过去丢失健康的重要原因是营养素摄取不足或不平衡。不是我们不想拥有健康，而是我们根本就不知道身体需要什么样的营养素。过去由于条件的限制，我们对营养学没有足够的重视，也缺乏对适用营养学的研究，忽视了日常饮食之外的营养素的补充，把健康交给了我们长期以来形成的不健康的饮食习惯和食物结构。我们不知道身体的营养状况或者身体现在真正需要的营养素，对于营养素不足可能对身体造成的影响，或可能出现的问题以及引起哪方面的疾病就更知之甚少。去医院体检或偶然出现的某些疾病就让我们忐忑不安，面对疾病或健康我们是被动而无知的，甚至认为给儿童补充营养素更是没有必要，是浪费金钱的事情。结果，我们今天的身体健康很多都亮起了红灯，全球亚健康的人群已经占到85%，欧美等发达国家的人群亚健康状况更普遍。现代社会所谓的文明病、富贵病、心理疾病已经让我们望而生畏。我们非常恐惧担忧自身和亲人的健康，因为我们没有保障健康的具体办法，也没有控制疾病的意识和信心。

（7）蛋白质是儿童最需要的营养素

正如燃料在取暖炉里燃烧，屋里才暖和，水才会被烧开一样，在我们的身体内部，每天吃下去的食物也在体内静静地燃烧发出热量，才能保证正常的体温和生命运动，供给生命所必需的气血能量。计算这种能量的单位叫卡路里（简称卡），儿童平均每千克体重需要 418～502 卡的热量，而成人每千克体重需要 167 卡的热量。由此可见，儿童成长之迅速，他们所需要的营养量之多，都是令人吃惊的。因此，优质蛋白质和氨基酸对孩子的重要性是不能忽视的。

强健儿童体魄的是蛋白质，构成儿童身体、头脑、内脏、组织器官及荷尔蒙、酶等的主要成分也是蛋白质。因此，儿童成长所需要的蛋白质相当于成人的 3 倍。在满足儿童蛋白质量的同时，提供利用效率高的优质蛋白质更重要。一方面，动物性蛋白质，如乳汁、蛋、鱼、肉等是很好的蛋白质来源；另一方面，植物性蛋白质，如豆类、根茎类蔬菜、五谷、坚果、植物种子等也是必需的。铁、蛋白质、维生素和水，是构成血液的重要成分；钙、锌、铁、铜、镁是构成骨骼、牙齿、肌肉、内脏所必需的。

由于生长速度取决于儿童最需要的蛋白质、矿物质和维生素，儿童成长的最初几年，使用母乳或儿童奶粉的时候，一定要额外添加足够的蛋白质、矿物质和维生素，如螺旋藻、鱼油、鳕鱼蛋白、氨基酸、乳清蛋白质和矿物质等，这在我们以往的儿童食谱中是没有特别重视的。在今天的儿童无疾患成长过程中，这个理念被提到了足够的高度并加以普及。所以，现代家长应该特别重视这个问题。

儿童无疾患成长不仅仅追求儿童不生病，更注重在儿童的成长过程中不留下失误和缺憾，既要强调儿童要有智慧，身体要强壮，身体的组织器官要发育得完善，还要重视儿童对营养的特殊需要，任何后天的重大器官疾病，都是因为早期身体某些器官的发育不完善造成的。所以，在孩子儿童包括胎儿时期，我们要正确及时地给予他们身体组织器官发育需要的特殊营养。

充足优质的奶源和高品质的蛋白粉及营养素提供的营养，是儿童永远健康强壮的基础。需要强调的是，一定要用能够被儿童身体吸收和利用的营养素，任何盲目没有计划或不适合儿童身体状态的营养素以及没有被吸收利用的营养素都不能起到任何作用。这也是很多家长担心的问题，因此，增加营养一定要请专业医生帮助，保证补充正确的营养素，并且要保证真正被孩子的身体吸收利用。

（8）新鲜空气也是一类营养素

以往的营养学对空气几乎没有过真正的重视，但是随着空气污染的日益严重，雾霾天气的频繁出现，呼吸道疾病和各种各样与呼吸道相关的过敏性疾病让我们开始恐慌。从感冒、咳嗽到哮喘、肺炎、肺癌等大小疾病，这些都直接威胁身体健康。我们才开始真正关注空气质量了。空气净化器随即跟进了我们的生活，笔者前几年就使用了一款"逸新"空气净化机和"益之源"净水机。用了以后家里的空气质量和以前看的见的灰尘确实有非常明显的改善，感觉挺舒服的就一直用它净化室内空气，空气净化器成了我们呼吸新鲜空气的好帮手。但以前确实没有意识到雾霾的日子里高科技产品会帮助我们预防疾病。

儿童身体的五脏六腑天生都会有两个脏器最发达，两个脏腑最脆弱，剩下的那一个就是肾脏，最发达的脏腑是心脏和肝脏。所以孩子都是快乐纯洁的天使，就因为他们的心好肝也好，造血、供血系统一样协调、旺盛，就特别不喜欢待在家里，整天都愿意在室外玩耍，大自然简直就是他们的游乐场。不幸的是他们的肺和脾胃功能大部分先天不足，所以孩子极易感冒、腹泻或者就是胃肠型感冒，腹泻伴随感冒一起发生，家长也最怕孩子高烧、感冒、咳嗽，唯恐一不小心就转成气管炎、肺炎。因此，户外活动一定要引导、监督孩子到空气质量好、环境优美的公共绿地、公园里玩耍活动，夜间睡眠要使用空气净化设备，这些设备好比是体外过滤系统，能够时刻给我们提供新鲜空气。未来家庭健康的宗旨就是预防为主，国家卫生部也号召大家积极预防疾病，让孩子不生病长大自然也应该从基础预防开始，从注重空气质量，呼吸新鲜空气开始。

（9）体温低就是营养不良

营养不良就会肥胖或者消瘦，都是由体温低导致的。疾病就是长期的低体温状态，大部分的患病人群都是被低体温缠绕拖垮而死亡的，36℃以下是亚健康或者慢性病状态温度；35℃以下是癌症温度；29℃瞳孔就放大，病人膏肓；27℃就是尸体的温度。温度低导致英年早衰或早逝的现实向我们敲响了健康的警钟。可悲的是，我们的生活水平越来越好，食物越来越丰富，而越来越精细的加工食品和饮用水却成了我们健康的大敌。这就说明我们吃得有问题，身体真正需要的提高温度的营养素没有被我们正确地吃下去并被身体所吸收。

我们需要的到底是什么样的营养摄取方法？必然是通过家庭饮食习惯和日常行为，不断地恒定或者提高人体温度，餐桌上的食物决定了我们的体温，起居习惯左右着体温。日常起居、饮食、行为如果不断地降低着体温，就是发生疾病的罪魁祸首。

如何吃得营养、吃得健康是个科学问题，吃东西方法不正确，照样不能达到健康的目的。人们还是处在过去的落后观念中，不肯接受崭新的健康理念和营养食谱。所以，笔者在这里呼吁我们的家长，摆脱那些落后的旧观念，让我们的孩子学习使用健康正确的营养摄取方式。正确地给孩子补充营养素，科学搭配食谱，只要根据不同的孩子实施不同的提高温度的方法，所有的孩子都可以不生病地长大。

（10）儿童营养不良影响大脑发育

与其他器官一样，人类脑部的生长发育速度在胎儿和幼童时期最快，如果这时营养不良，其所受的伤害会很大。成人的脑部构造和组织成分，80%在胎儿和婴幼儿时期已形成。生理学家研究测试表明，早期营养不良的成人，在智能和体能测验中往往占低级的等位。

智慧由脑部产生，而多数人认为使用头脑不花费什么力气。实质上，脑部活动需要消耗大量的能量，这就是经常用脑的人为什么会因运动不足而患消化不良的原因。所以，用脑不花费力气的观点是错误的，即使不做用脑的工作，人的头脑也在不停地活动着。一个中学生，每天要消耗100%的葡萄糖用于脑部活动，年龄愈小，其所消耗于脑部的热量也就愈大。3岁左右的儿童，全身的气力能量几乎有一半消耗于脑部的思维活动。由此可知，幼年时期如果营养不良，脑的发育也会受到很大的影响。

我们每天所吃的东西，不仅要有益于身体，同时也必须注意到大脑需要的特殊营养。想要保持头脑健康就必须摄取大脑营养素，如叶酸、氨基酸、泛酸、各种脂肪酸、胆碱、维生素、种子油、DHA、鱼油、蛋白质、矿物质和卵磷脂等，这些都是对脑神经发育很重要的营养素。长期食用这类食物，甚至可以治疗癫痫、记忆丧失、神经症等疾病。含有丰富叶酸和蛋白质的食物有奶制品、果蔬、肉类、鱼类及五谷杂粮等。要使大脑营养素充分被吸收，必须依靠维生素 B_1、维生素 B_6、维生素 B_{12}、维生素 A、维生素 C 和维生素 E 等来促成。要使儿童神经系统能够灵敏快速地运转活动，必须多食用根茎类蔬菜、杂粮、坚果及温热性水果，如山药、胡萝卜、八宝粥、核桃、桂圆、荔枝等。

另外，磷、锌和铁的缺乏，容易使脑部疲劳、记忆力衰退、焦躁不安。当你需要思考的时候，头脑忽然像被胶粘住一般，展不开思想，那便是磷、锌和铁不足引起的大脑疲劳素堆积于脑内的缘故。因此，我们要保障好婴幼儿时期大脑的营养素供应，以保证大脑生长发育，提高后天的学习、生存能力。

（11）儿童营养不良影响神经系统

动物和人类都具有学习和记忆的能力，关于记忆的生理基础（即大脑如何储存吸取资料），专家在研究寻找影响这一现象的各种因素时，发现了大脑神经记忆过程中营养的作用。这些研究证明，营养不良严重影响着大脑的记忆功能以及神经系统的发育和学习能力。大量的科学实验充分证明，幼年时代的营养不良，不但妨碍生长发育，还会破坏神经系统和学习记忆的能力，并能改变儿童的行为举止。对人类营养与智力的研究结果也表明，人类在出生之前与出生之后营养不良对神经系统及学习能力和行为方式都会产生不良影响。而幼年的营养不良对神经系统的影响是永久的，而且是后天增加营养不能挽救的。

每个人成就的取得都需要纪律，儿童的纪律就是习惯。儿童的健康成长离不开正确的睡眠和运动习惯。睡眠保证了身体的营养吸收和造血，运动产生的体能把营养输送到身体的每一个细胞，而营养及睡眠不足的孩子是不喜欢运动的。增加营养改善了体质，增强了身体的新陈代谢，孩子自然就愿意活动，运动又促进了营养的需求和吸收。维生素、蛋白质、氨基酸、矿物质是帮助睡眠和促进运动最理想的营养素，卵磷脂、DHA、素油、胆碱、鱼油、氨基酸、维生素是帮助大脑发育不可缺少的营养素。

（12）选择适合孩子的乳汁和奶粉

儿童时期所需的各种营养素与成人相同，而且需求量高于成人，以满足他们快速成长发育所需的能量。人类儿童生长发育的速度与其他哺乳类动物相比，明显较为缓慢，实验证明，母乳中蛋白质的含量也明显比其他动物低。不仅如此，其他营养素的含量也各有不同，人乳与其他动物的乳汁相比，除了所含的水分是相同的外，其余的各种成分，无论是质或是量，几乎是完全不同的。与人类母乳相比较，牛乳与羊乳含过多的蛋白质及矿物质、过少的乳糖。在维生素方面，牛乳的脂溶性维生素含量不足，水溶性维生素 C 明显不足；而羊乳所含的叶酸及维生素 C、维生素 D、维生素 B_6、维生素 B_{12} 极为缺乏，尤其是叶酸严重不足。曾有报告指出，儿童若完全喂食羊乳，约一个月后就会产生叶酸缺乏性贫血。此外，牛羊乳所含的脂肪是儿童难以吸收的牛油和羊油，所含的铁剂也极不易吸收。由此可知，由于成分上的差异，未经调配的牛乳或羊乳不适合喂食儿童。以纯牛奶或羊奶来哺喂儿童将对儿童造成极大的伤害。

因此，新手爸妈了解婴幼儿奶粉的品质和相关的知识非常必要，奶粉决定了孩子一生的健康，我们不可以掉以轻心，要对婴幼儿奶粉的配方和作用有所了解，适合孩子脾胃功能和体质要求的才可以放心给孩子食用。在多年的育儿实践中，我也非常关注儿童奶粉及营养品，并做了大量的比较和跟踪观察。我们提供的方法再好，也要有相应的营养品做保障，没有好品质的奶源提供营养，育儿就不容易成功，孩子往往体质欠佳，易生大病而危及生命。所以，婴幼儿健康食谱的设计配比，需要依据奶粉提供的基础能量和热量，再进行合理的搭配，才能保障儿童每日所需的营养。

（13）依照健康母乳选择奶源

母乳是婴儿最理想的主食，但是，母乳也存在着质量问题，甚至有报道母乳被污染的实例。产后母乳不足或母亲患有慢性传染病，如乙型肝炎等，或者母亲是爱滋病、癌症等，或者母亲是爱滋病病毒携带者，或者患有其他疾病正在治疗服药，这时期母乳喂养都会引起新生儿不适应母乳而产生过敏、腹泻甚至停止发育，只能人工喂养。选择好的奶粉无疑是育婴首要的问题。婴儿喂养，首先要正确选择高质量的母乳或代乳品，在母乳喂养中要添加适量的蛋白质和其他营养成分，而在牛奶喂养的同时也要添加儿童乳清蛋白粉或儿童豆奶粉。添加的营养成分要注意适当的比例，应该满足婴儿每日体重增加 50 克，3 个月以后体重每月增加 500 克。母乳的质量可以根据母亲的体质及健康状况直接判断，但牛奶或其他代乳品选择起来就比较困难。

面对品种繁多、琳琅满目的婴儿奶粉，选择什么样的奶粉好是令年轻的父母头痛的事情，可以参照母乳的标准来选择适合婴儿的奶粉。母乳最大的优点就是蛋白质、脂肪和乳糖的含量比例适当，有利于婴儿的消化吸收。所以，儿童配方奶粉中所含蛋白质、脂肪和乳糖的比例应当与母乳接近，才容易被婴儿消化吸收。以 100% 乳清蛋白质婴幼儿配方奶粉为例，选用了优良的蛋白质，其中乳清蛋白和酪蛋白的比例是60∶40，是按照母乳的黄金比例7∶4调配的，特别适合婴儿的肠胃功能，同时能够营养强化胃肠功能，是最适合婴儿健康的代乳品。

现代社会中儿童的智力发育受到了年轻父母的极大关注，为了更好地帮助儿童的大脑神经系统发育，提高儿童的学习能力，增强记忆力，奶粉配方中还应添加适量的牛黄酸，含量与母乳相似。从污染少的深海鱼类中提取的鱼油、卵磷脂、DHA，是婴幼儿大脑和视网膜正常发育所必需的营养素。

母乳中含有丰富的矿物质、维生素和微量元素，其中钙和磷的比例适当，能让婴儿充分地吸收钙质，维生素为身体各器官的发育提供了不可缺少的帮助。母乳中还含有多种母亲体内产生的抗体，可以增强婴儿的免疫力，使婴儿减少患病概率。为了弥补这方面的不足，婴幼儿配方奶粉中还应特别添加天然蜂胶和乳铁蛋白，提高婴儿的抵抗力。蜂胶极其珍贵，有"紫色黄金"之称，能有效抑制、抵抗各种有害细菌，又称天然绿色抗生素，还具有很强的抗氧化作用，能全面调理、平衡儿童的免疫功能，预防咽喉炎、感冒、咳嗽、哮喘、腹泻等疾病，还能改善微循环，预防心血管疾病，这就使儿童奶粉的成分和作用更加接近于天然母乳。

（14）根据身高体重喂养孩子

我们倡导身高体重喂养法，儿童每天成长的指标都要按计划设计好，要想完成这样一个计划，就要保证儿童每阶段甚至每天都要按计划增加体重和身高。尤其是 3 个月内的婴儿，每天体重要增加 50 克，而且增加的体重应该是肌肉、骨骼和血液的重量，不能是脂肪发育带来的肥胖重量。儿童一旦肥胖，智力和身心发育就会受到影响，尤其是 6 个月内的婴儿，处在大脑细胞剧烈分化和智力发育的高峰时期，身体的肥胖要消耗掉很多的能量，而肥胖造成的身体协调能力差，直接限制了大脑神经系统的指挥、调控和协调能力。

婴幼儿时期大脑发育不良造成的智力下降和身体肥胖是很难纠正的。家长不了解的配方奶粉要慎重给儿童使用，不合格的奶粉脂肪、碳水化合物、胆固醇等导致儿童肥胖的成分偏高，而儿童非常需要的蛋白质与脂肪搭配比例不合理，不但会造成营养不良，可能还会出现其他潜在的健康问题。

我国过去儿童食品匮乏，20 世纪五六十年代的妈妈今天已经是外婆了，她们育儿的时候认为，孩子能胖起来就是最高目标，因此，在传统育儿的理念中，潜藏着盼望孩子胖起来的心理意识，潜移默化中会实施到今天的儿童喂养中，年轻的父母因为没有经验，往往受上一代老人的影响，会将很多传统育儿的误区引入今天的育儿生活。对此，年轻的父母要特别谨慎。

第八章　不生病的智慧

（1）身体的自愈能力

七岁以前是对儿童潜能进行有效开发的最佳时期。在这个时期，不仅儿童的身体生长发育很快，而且大脑的活动量是成人的两倍，思维也最敏捷、最活跃，对周围的世界充满了好奇心。作为父母，都希望自己的孩子能够健康聪明，都想知道什么样的开发科学有效，什么样的训练有利于孩子健康与潜能的开发，更重要的是，什么样的训练不会给儿童带来压力，反而让孩子觉得有趣、好学、轻松和快乐。如果我们能够充分地了解身体的潜能，正确掌握锻炼身体的方法，引导孩子走回身体内部去探索生命的奥秘，就能够让孩子自己掌握、控制、使用身体，去挖掘身体内部奇异的智慧健康宝藏，体验领悟生命的玄妙，孩子自己就能够无疾患地长大，自然地拥有智慧和强健的身体，这是孩子最感兴趣的人生经历。

上医医未病，最好的医生就是不让身体有病。这个自古就有的道理有力地证明了身体是可以不生病的。身体的智慧和自我完善功能，可以使我们的身体保持健康。我们的身体就如同一部时刻都在运转的机器，疾病的产生，多数是因为我们错误或者过度地使用"机器"，而忽视保养"机器"造成的。更重要的是，我们习惯了有病便求医问药，忽略了身体的自愈能力和潜能，人为地加重了疾病，甚至制造出了疾病。人脑和人体的构造是最完善的，利用身体的自愈系统和经络系统，掌握正确的身体"使用"方法和儿童成长的规律，培养正确的生活方式和健康习惯，让身体的经络循环畅通、气血能量饱满充足，健康就是我们很平常的财富。正确地帮助孩子成长发育，教会孩子学会使用自己的身体，就是我们要在这里阐述的核心问题，这样的儿童成长思路才是理想、科学、正确的。

（2）神奇的抵抗力

皮肤黏膜的保护系统是由肢体皮肤、五官七窍和内脏黏膜组成的，是身体和外界环境直接接触的部分，皮肤黏膜的保护系统是预防疾病、保证健康的门户"卫兵"。所有的外源性疾病都是风寒和毒素突破皮肤黏膜的保护系统进入身体引起的，如果皮肤黏膜的保护机制很强大，大部分疾病就会被抵御。

疾病是身体脏腑的毒素和寒气滞留到一定程度引起的，皮肤黏膜系统在保护身体的过程中，经常出现感冒、发烧、打喷嚏、咳嗽、呕吐、恶心、稀便、出汗、发热、疼痛等疾病的症状，这些症状是身体排泄毒素或寒气的方式，是身体正常的保护功能。所以，不要轻易阻止这些症状。我们过去的经验是对疾病的这些症状过分地担忧害怕，总是想尽办法去控制这些症状。其实真正的疾病在脏腑，这些症状能提示我们正确地寻找疾病的内在原因和毒素寒气存在的位置，轻易地控制了这些症状，我们就不容易发现身体内在真正的疾病和原因。这些症状是疾病的果，真正的因在脏腑，症状其实是在指引我们发现、治疗、根除疾病的真正内因，也即病根。

相信身体的自愈智慧，正确地对待这些疾病症状，能有效地预防、克制疾病。尤其是处在迅速生长发育期的孩子，他们有足够的气血能量做后盾，更不要轻易使用药物阻止皮肤黏膜系统的保护症状。这对于一般家长可能是个挑战，只要我们能相信身体的自愈能力，正确乐观地对待健康和疾病，孩子的自愈能力是超乎我们想象力的。如果家长能坚定地培养孩子的自愈能力，他们的健康就像习惯一样容易培养，其实健康就是一种习惯，我们把健康当做习惯的时候，疾病就被我们拒之门外。

（3）不要轻易打针吃药

我不提倡儿童稍微有一点疾病的症状，家长就急忙往医院跑，唯恐去晚了耽误了孩子的病情。如果去了医院，医生再说一些疾病的可能后果，家长马上如临大敌，立即按照医生的吩咐治疗，吃药、打针等，结果大量的抗生素和药物毒素进入了原本并没有多大问题的儿童身体内，这才是对儿童身体健康真正有害的方式。身体遭遇细菌、病毒侵犯的时候，会自动抵御，体内就会有正气和邪气的斗争，而西医的治疗方式，是使用抗菌素或者直接手术祛除邪气，这样做的同时正气也被消灭了，身体虽然暂时没有了疾病症状，但是，整个机体的元气被损伤，等于摧毁了机体的整体免疫机制。身体很难再恢复原来的整体平衡和完整统一，病灶其实还留在身体里面。许多孩子反复多次地发生疾病，然后重复进行治疗，几乎成了"药罐子"，这样的孩子往往未来也很难拥有健康。

其实儿童身体出现的症状，往往是正常的排毒退病现象，可能不完全是疾病的表现。家长要有一定的耐心，仔细观察这些症状，相信儿童身体的抵抗力是完全能够自动处理这些症状的。经过长期反复地抵抗疾病及其类似疾病的各种症状，儿童身体的自愈能力会大大加强，并且对疾病的免疫抵抗能力也能加强，这才是儿童获得健康的最好方法。

儿童的神经网络、经络网络、循环网络、免疫网络处于发育阶段。大脑的指挥系统，营养和能量的补充系统、身体资源的管理系统、修复再生系统、新陈代谢系统和皮肤黏膜的保护系统就是身体健康智慧的资本与潜能，需要我们正确地使用、开发和维护。身体里这些精密的网络和系统，儿童不是天生就会自动正确使用的。只有正确地学习、维护、管理和使用我们成人的身体和大脑，才能教会孩子正确掌管、使用他们的身体和大脑，这是我们需要学习的儿童无疾患成长理念的要领。

（4）性格决定孩子的健康

性格在幼年的时候，就是一种感觉体验的积累，一旦形成习惯就是性格形成的基础，就很难再轻易接受其他情感方式。家长在与孩子相处时，如果能够不断地坚持强化他的基础人格在 3 岁形成，到 7 岁以后就不会再有大的改变了。俗话说："3 岁看大，7 岁至老。"指的就是这段人格品质定性的性格发育时期。

从孩子出生开始培养塑造一种优良的性格，养成不生气的好习惯，孩子一生就不爱生气。孩子一旦习惯了不生气，在他生命启动的开始，就没有生气的记忆，大脑从此就会对生气产生排斥或本能的厌恶、拒绝，成人以后的性格就自然平稳开朗。

人之初，性本善，人性的善良和慈悲心永久巩固在大脑最重要的情感区域，他的心态也会驻扎在一种快乐祥和的基础人格范畴，高尚人格就会形成。

如果高尚人格能够成为一种习惯，以后所有的教育就会变得极其容易。孩子一旦能够用自己天生的本能真正体悟到和外界交流的喜悦和快乐，他就会本能地发展、坚持这种性格品质，并且能够持之以恒地去稳定、巩固、挖掘这种他喜欢的感觉，而且这种坚持是一般力量改变不了的。相反，偏执于不良情绪，则会养成不良的性格习惯。

这个过程是需要家长帮助完成的。家长首先要了解并且掌控身体和大脑的正确运行方法。不生气是大脑掌控的，不让身体里有过多的毒素是器官功能决定的，而两者结合是不生病的基础。不生气需要有一个高尚、健康、镇定的大脑思维系统，也是身体不留毒素的前提条件。身体不残留过多的毒素是气血能量充足的结果。提高维护身体旺盛的气血能量，是大脑和身体和谐平衡的结果。这也是身体和大脑的正确使用方法。

（5）呼吸与健康

保持身体的气血能量平衡，是身体健康的关键和要领。气血能量既然是身体健康的关键，那么气血能量的上升和下降，一定和身体健康有着最直接的因果关系。气是宇宙能量通过呼吸系统，进入我们身体的外界气息能量，是我们的身体一刻也离不开的生命能量。身体的气息不足，就是我们的呼吸系统功能没有发挥到最佳。我们的呼吸方式有问题，没有正确地让身体与外界气体完成能量交换，或者是我们呼吸的空气质量有问题，就会对身体产生危害。

身体的胸腔、腹腔、肺、心脏、血液循环系统、呼吸系统、消化系统、皮肤系统都参与了气体能量的交换过程，而我们身体的最小单位细胞，每分钟需要 20 多次的气体能量交换。

正确有效地呼吸，是要保证所有细胞时刻都在进行有效的气体能量交换。这就要求呼吸时要充分深入到细胞，吸气的时候一定要让气深入到腹腔的底部，呼气的时候要让气完全地呼出，把身体的废气和烦恼一起呼出。一天当中儿童要有许多次的深呼吸，胸腔和腹腔要完全打开，让外界的气体深入身体的细胞，气吸进来的时候要把气沉在身体的腹部下方丹田处，屏住呼吸提住气在丹田处停留一下，放松身体，有意识地经常让吸进来的气在身体里面循环起来，这样气就能到达身体的末梢循环和细胞。

我们大多数人呼吸的时候往往只用了肺的三分之一，腹腔完全没有被打开利用，甚至有许多人从来就不知道使用腹式呼吸，他们做深呼吸的机会也很少，这也是有些阴虚、气虚病人的共同病因。许多慢性病都是因为呼吸不充分造成的，使用正确的呼吸方式，他们的气血能量很快就可以提升，疾病也就不药而愈。

孩子天生自己不会掌握或理解上面的道理和方法，家长要用游戏的方式和他们一起练习腹式呼吸。方法非常简单，孩子出生以后，就开始"打坐"，把小宝宝抱起来的时候，时刻注意让他们的小腿莲花打盘坐，莲花静坐的时候，气息自动就会深入到身体的最深处，以后就用站桩，把气息引入更深的脚底呼出去。对于会说话的孩子，家长教孩子玩鼓肚子游戏：就像蛤蟆一样，把小肚子鼓起来，停一停再把气呼出去，就像气球一样瘪了，把气放空了，气进来了，肚子鼓起来了，气出去了，小肚子空了，让孩子从中领悟气是应该去到小肚子的。稍微大一些的孩子，就可以经常和他们一起比赛打坐、站桩、睡功，七岁以内的孩子，严格按照行为功培养他们的一切行为。孕妇要经常在户外活动，家里要经常开窗让空气流通，要训练婴儿做大量的行为功打基础，多在户外晒太阳。深呼吸或者腹式呼吸，能够培养儿童良好的性格。儿童的镇定力、注意力、集中力、创造力、判断力等智慧元素，就是这样在成长的过程中由家长塑造的。儿童时刻保持情绪稳定，不乱发脾气或者不生气，也是提高儿童气血能量的好方法。

（6）情绪影响胃肠道

儿童腹泻是因为体寒缺乏叶酸、维生素 B_6 或镁，造成便秘的原因是胆汁分泌和流动不足，所以儿童食谱需要全面搭配营养。应该咨询专业的营养师，根据不同的体质，制定不同的食谱。同时要增加必需的营养品，才能保证孩子的健康成长。家长最好能够学习基本的营养学知识，懂得简单的营养搭配和儿童成长必需的营养素，以及营养素缺乏可能出现的疾病，做好预防是孩子远离疾病的根本保障。

胃肠疾病和情绪有很大的关系，而性格或脾气不好又跟蛋白质、氨基酸、维生素、矿物质缺乏有直接的关系。胃肠疾病大多是这些器官的内壁组织黏膜长期缺乏蛋白质和氨基酸，出现炎症、脓肿和溃烂，内脏组织的内壁蛋白质层变得薄而脆弱引起的。焦虑、激动、悲伤和生气等情绪随时加剧了这些组织的充血和红肿，争吵或大发脾气的时候，胃肠壁就变红、水肿、发炎，胃肠蠕动急剧加快，胃酸分泌增强，导致内壁破裂出血，溃疡就形成了。再加上酸盐分泌物和体液的不断腐蚀，胃肠疾病就特别难以愈合，形成了非常复杂的伴随一生的慢性疾病。所以，一定要在孩子很小的时候，用相对少的营养投资保障身体所有器官的正常完整发育，只有身体器官发育得健康结实，才是未来健康的保障和基础。

（7）新食不见旧食

为什么说通就是大补，不通就代表虚了、废了？再好的城市、房屋，一旦下水道不通，城市不是废弃也是臭气熏天，如同垃圾场一样，无法居住。因为没有排泄就没有了更新循环，死气就会笼罩起来。人体也是同样的道理，只有排得畅通才能够吸收进来新鲜的营养能量。俗话说，哪有五谷不养人？只有排泄畅通，五谷杂粮一样旺盛一方水土、一个民族。

笔者曾经见过一个长寿的老婆婆，老人家已经年龄过百，依然健康泰然，精神焕发，发不脱，齿不掉。她的秘诀非常简单，就是每天早晨醒来喝一杯浓茶，是放了绿茶调制的内蒙砖茶，喝完茶以后就上厕所排大便，排完以后才吃早点。如果有一天没有排大便，老人家就断食，绝对不吃饭，第二天如果还是不排，就继续断食，只喝她调制的茶，直到排出以后才进食。她讲这是老一辈遗留下来的规矩，叫做新食不见旧食。这个饮食理念就是中医的辟谷或者断食疗法，即让肠道始终保持干净畅通，如果你也能够一生都保持这样的肠道，你也尽可能是活过天年的寿星。育儿实践中，我也时常贯输这一理念，叮嘱妈妈们，养孩子做到新顶旧不生锈，经常注意观察孩子的大小便，新食不见旧食，营养才能够被吸收进去。

（8）育儿的根本在于养肾

中医是一门非常注重生理功能的科学，把生命的一切能量活动都用火和气来叙述，好比是太阳发出的阳光，可见火气就是身体内的小太阳命门相火之源发出的元阳之光气，人体是有光气的，是靠肾阳供养维护的。

人类与生俱来的阳气，是来源于父母的阴阳之气，即君火和相火，先天与后天，先天要靠后天给养。君火是先天的生命动力，相火是阴阳互根过程中，由阴性物质产生的，两火要相济，生命才能够繁荣昌盛。人类在子宫里孕育血肉之躯时，胎儿的两肾中间有一条管子通向肚脐与脐带胎盘连接，母血经过这条管子进入命门，命门生有一条管子连接肝门，另一条管子连接肾，母血输入命门，再由命门进入肝循环，经过肝脏的生化反应，变成胎儿的血液营养参加大循环，供胎儿发育，其中的固体废物通过肠腺分泌到大肠储存，循环用过的血液则由肾过滤之后还回命门，流回胎盘由母体代谢出体外，肾分泌出的尿进入膀胱经由尿道排出形成羊水，所以说命门就是生命开始能量进出的门户，生命之门。命门是相火之源、天地之始就是这么来的。

就像大脑思维指挥活动要靠心提供能量一样，命门的相火之源功能依靠肾提供能量。一上一下，肾和心就组成了水火既济的生命态势，身心交融，依靠的是后天的相火供应，肾就承担起了生命中最重要的使命。因此，养护肾成了育儿的根本。

肝肾同源，养肾就是不断地提高身体的温度，身体变暖是随着婴儿的啼哭开始的。一切疾病都是由肾虚引起的，后天的食物温热、寒冷不均，造成肾气过冷或者过热，长期的饮食冷热不均就会影响肾气，就会肾虚，肾虚就是肾气不足，具体到肾脏或者整个肾系统，就是那里的气血不足或者过度消耗，表现为功能低下或者亢进。前者肥胖，后者消瘦。笔者的经验是通过妈妈孕期或者产后补养肾精，吃肾阳固精膏，喝养肾蓄锐茶，这两种东西都是药食同源的植物制作，非常安全有效，还有泡制的母婴杜仲茶、黑五类豆奶、护肾精膏、首乌益肾奶等，孕妇、婴儿都可以食用。

（9）养肾的核心在于补心

心肾因为供养大脑和命门，在生命的长河中占据了举足轻重的地位。它们发挥的功能巨大，本身出现异常或者疾病，对生命就构成了危险，因此，补养心肾就是育儿的关键。

母婴保养安全很重要，越来越兴盛的自然疗法就成了母婴保养的看家本领，利用皮肤吸收奶盐补养心肾，就是宝宝出生的天然升高机体温度的补养方法，绿色安全。天然盐是升高体温的天使，长期用婴儿奶盐给孩子洗浴，不仅能够使孩子的皮肤白白嫩嫩，还能够净化血液，祛除各种皮肤病。肾主骨益髓，其华在皮毛，皮肤一定意义上反映的就是心肾功能。产后使用中草药给母婴洗浴，在我国历史悠久，尤其是盛产中草药的山区及少数民族地区，盛行洗浴健康法，把美妻娇儿洗得白里透红，水水嫩嫩。

心肾是水火既济的关系，心脏属火，火怕干，要靠属水的肾脏来既济，肾水怕寒，所以，我们经常挂在嘴上的补肾壮阳，其实就是想尽办法提高心脏的温度，补充温暖肾系统，水火既济。因此，洗浴一定要注意用热水凉温后给孩子使用，不能使用凉水洗浴，中草药更要熬煮以后才能够发挥药力，具体的配制方剂因人而异，但是天然盐奶浴没有禁忌。天然奶盐浴同时宣泄了心肝的郁气，发汗又排除了体内的毒素，帮助肝脏排出毒素，减轻了肝脏的负担，身心自然轻松愉悦，孩子的生长速度就快，就会母婴安康，洗心革面就是这么来的。

（10）补心也是舒肝气

五行之中肝木生心火，心是肝之子，心情舒畅能够发肝的郁闷之气，造血功能就会旺盛，就能保障生命之初各个系统的供血，增强气血能量。刚刚出生的孩子属于稚阴稚阳，与生俱来的肾阳非常充足，生命力比我们想象的要强大。肾水生肝木，肾气充足，肝脏的功能才会强大。婴幼儿时期肝脏功能好，整个发育期就会非常顺利。

补心在于安神，心定神才能够有安居的地方，心神是潜藏在心血中安顿住的，血是由肝脏制造提供的，简单地说，心脏的供血充足，心神就安定。宝宝出生就会本能地举起拳头用神凝视，这个过程事实上就是在聚心神，全神贯注凝视小手的中指，气血就会自然被意念随着心经引到心脏。同样的道理，凝视其他指头，也会把气血引到相应的器官。大点可以坐住的孩子，家长可以引导孩子静坐的时候凝视中指。朱砂是天地馈赠给儿童安定心神的使者，做成香囊佩戴在孩子身上，既保平安又助成长。

（11）养脾护胃生肺金

肺与大肠相表里，保护脾胃、大肠功能正常是养肺气的硬道理，大肠依靠肺气和胃气向下的动力完成排泄，所以暖胃就是暖大肠生肺金。

我有一个好朋友事业相当成功，却患上了比较严重的胃病，在当地久治不愈，东治西治糟蹋了不少钱财。万般无奈打电话给我，想来北京治病。我们从小一起长大，互相了解，听了他叙述疾病的过程和当时的状态后，我知道他主要是因为事业奔波，情绪大起大落，再加上饮食不规律，伤了胃气，患的是胃肠功能性病变，体寒胃寒。这种病只要温暖了脾胃就痊愈了。我不想让他来北京，因为他在家就能够调好，就故意卖关子说，有一个特别针对他这个病的祖传秘方，在家食疗一个月，再来北京，保证痊愈。我让他买30个羊肚和羊肝，再加每天一斤羊肉熬汤，用羊肚和羊肝及羊肉分别熬汤，喝汤吃肉，隔天轮换，羊肚羊肝汤以形补形，羊肉暖胃，汤里加生姜、花椒、附子（附子不能久用）、酱油、红葱、盐适量调味，此汤助阳祛胃寒。另外，配合参苓白术散祛胃里的湿寒，每天推心置腹100下，从心窝推到耻骨联合算一下，不能来回推，早晨5～7点站浑圆桩队30～60分钟，循序渐进，早晨5～7点大肠经当令，站桩把肺气和胃气引下去助大肠排泻废气、大便，所以，站桩之后必有大小便排出。如此执行了不到一个月，就打来电话报喜，基本痊愈，准备再坚持一段时间，但是恐怕终生都离不开羊肉汤和站桩了，上瘾了。好事成双，我正在调理的一个先天脾胃虚弱的宝宝也大有好转，不仅消化吸收功能好了，人也强壮结实了，原来反复感冒，现在也不爱感冒了。总结经验，脾胃之患非暖不可，暖脾胃生肺金，从源头上治疗了感冒。

（12）一生祥和靠三焦

人类有两个脑，即大脑和腑脑，腑脑就在三焦的中焦心窝处，那里分布着浓密的神经丛，是大脑发出指令的具体实施部门，也正是因为这个原因，人类总是把大脑的活动功能感受成为心灵活动，大脑的许多功能反映在心系统，而疾病却反映在头上，不然，我们就会把大脑的功能忘记，而由腑脑代替，由此我们就可以理解三焦的重要性，直接关系着大脑功能。

三焦是相火之用，是传命门的相火到达身体的所有组织器官，与君火阴阳互根，水火既济。主升降出入，游行与身体天地之间，统领五脏六腑、营卫（基础代谢）、经络（血液、体液、网络循环）、上下左右、内外等身体的一切气机功能，是中清之腑，上焦主纳，中焦主化，下焦主出，三焦气机畅达，人就健康祥和。

三焦气机失调就是亚健康，那么三焦气机是怎么失调的呢？最常见的就是流行病和感冒的错误治疗的结果，感冒发烧事实上是身体正常的排异反应，是解毒过程。正确的治疗是因势利导帮助身体发汗、排大小便，促进分泌，身体自清而病愈，并且增加了这方面疾病的免疫力。现在的医院习惯用药物、激素、酒精、冰块强行退热止痛，破坏了身体的排异抵抗力，症状虽然没有了，但是毒素却依然滞留在体内，感冒和服用化学药剂遗留的毒素，形成了毒垢成灾的后遗症，即亚健康。造成亚健康的另外一个原因，不外乎长期的心理情绪忧郁，使得三焦气机无法畅通，腑脑长期郁闷，人就不快乐。如此反复，恶性循环就是现代人的生存状态，由此形成庞大的亚健康人群。

由此可知，身体是需要从小习惯调养护理，而不是到有了疾病把健康寄托于医生，真正明理懂得调养护理身体的医生是可遇不可求的，不然怎么会全世界范围内高达80%的人处于亚健康状态。

三焦气机失调是大病的发生之源，是绝对不能掉以轻心的。糖尿病的胰岛素分泌不足，肿瘤的息肉、囊肿、结节，心血管病的高血压、高血脂、高血糖都是三焦气机不畅的结果，为什么这些最要命的老年疾病日趋低龄化，有的竟然发生在儿童身上？就是我们在养育或者在孕育他们的时候，已经把亚健康的恶果种下。三焦气机一旦紊乱失调，身体的一切升降出入都将逐步紊乱失调，造成的都是功能性改变，能不得病吗？而三焦与心包相互表里，三焦气机失调，就表示心包失去了保护心脏的能力，试想，城防破了，城市能够保住吗？唇亡齿寒。儿童三焦的养护主要依靠三焦理气运动，一定要教会儿童终身使用托天理气的三焦功。三焦有用无形，没有具体的器官，只能通过理气补气实现对它的爱护，同时一定不要过早给孩子吃肉，古人到了五十岁才吃肉。黄芪奶茶补气功效显著，笔者就常用黄芪、当归等中草药调理儿童三焦，要针对不同体质的孩子因病施医，不能想当然地随便使用。

第九章　父母是孩子成长的摇篮

（1）让爱住家里

爱是一种积极主动的能量，无条件地发自内心的关怀就是爱。与爱相呼应的感谢，则是一种被动的能量，我们感谢的往往是别人对自己的施与，感谢的是现在自己拥有的生命全部。爱与感谢犹如阴与阳，爱是太阳，感谢是月亮；爱是男人，感谢是女人。感谢的能量更强烈、积极，主动地激发了爱心。这个思想对于人到底该如何生活，有非常大的启发。我们缺少了那份淡雅而神圣的气质，没有那种钻石般绚丽的光芒，是因为我们缺少爱。

获得爱心的方法，是让大脑的波动频率保持在 10 赫兹左右，也就是永远能够让内心宁静，让大脑处于充满智慧的状态。大脑的波动频率是通过呼吸来调整的，时刻关照呼吸。独处静坐，静静地把注意力全部放在鼻子上，全身心放松地投入到呼吸中来，感觉呼吸带给你的宁静和放松，越来越深的呼吸会带来全然的喜悦和陶醉，把这种感觉习惯性地保留在你生命和生活的每时每刻。坚持练习，大脑的波动频率就被永久设置成 10 赫兹的潜意识能量状态，爱的潜能将被极大地激发出来。和孩子相处的时候，就是他们最喜欢、最信任、最崇拜的人。

家长的波动频率，自然就引发了孩子的潜能和智慧，家长的一切特长和优秀品质，都是通过波动频率影响传递给孩子的。真正的教育，就是通过这种潜移默化完成的。

（2）父母最大的心愿

世间最伟大的爱莫过于母爱，人类也正是通过无私的母爱才得以生息繁衍。人类的本能之爱创造着奇迹。因此，为人父母的责任和义务，就是让孩子拥有一个辉煌的人生。夫妻之间具备了这样的意识，才可以去孕育生命，否则，盲目创造出来的生命，很可能就是未来的麻烦。而这个生命可能用尽他的毕生精力，去改正父亲责任与母亲行为不合格犯下的错误，这是为人父母最不愿意看到的人生悲剧。长期以来的早教经验让笔者有一个深刻的感悟，那就是善待生命，让生命在有限的时间内发挥出无限的能量和光辉。

父母要学会和儿童相处，把他们当做自己生命中最重要的朋友，这是育儿成功的第一关键要素。多为儿童的健康成长指标着想，多从儿童的优势发展意愿着想去帮助儿童，为他们提供人性化的、自由的生长空间和环境。与儿童相处，也可以是一种对待初恋情人的状态，欣赏、表扬、甘愿为之付出。成人与儿童之间保持畅通的交流和理解，随之产生的彼此信任和依靠，是培养儿童成功的最好方式。儿童先天犹如一张白纸，父母需要去挖掘隐藏在其内心深处的真、善、美，用真爱的力量去感动他们。

父母要在孩子出生前，对自身的习惯做一个全面的调整，品德与习惯密不可分，培养儿童习惯的过程，就是建立他们品德的过程，首先要求父母有良好的习惯，只有这样才能去培养自己孩子的好习惯。为人父母，要调整心态，做平常人，如果父母的行为像儿童一样纯洁、烂漫，父母的心灵像儿童一样天真、质朴，孩子的品质也就会像钻石一样不断升值。无论未来他们是当总统还是当平民，都会拥有健康快乐的人生，这是为人父母最大的心愿。

（3）崇高伟大的母爱

母性是一切人性之源，母爱是人类情感的最高形式。如果我们把女性分为妻性和母性的话，那么妻性是软弱短暂的，而母性是崇高伟大的。母爱是一种对人生、社会、宇宙本质真实的彻悟，也是一种"老吾老以及人之老，幼吾幼以及人之幼"的广博情愫。母亲是孩子的领路人，一个真正的母亲就是一个无与伦比的伟人，凝聚着对整个世界的热爱，为全人类谋福利。好妈妈应该先孩子教育而诞生，但现实却是带孩子的"处女"太多了。孩子们拿着刻刀临摹着自己妈妈的行为在雕刻自己，可是他们的妈妈却没有意识到自己也是一个灵魂的发源地，她们不仅没有竭力用自己母性的光彩映照和打扮孩子的灵魂，相反，却在无意间将自己的丑陋和阴暗展现给孩子。家庭教育不仅是家长教育孩子，同时家长也在不断地完善自我。言教，是告诉孩子自己为什么这样做；身教，则是自己做给孩子，让自己影响孩子做人，做事。家庭教育应该是在潜移默化中，让孩子形成良好的习惯、美好的心灵、高尚的人格以及对社会公正的向往。在教育的历程中家长重新发现自己，而父母也应该跟上孩子，谦虚地向孩子学习，代沟的产生正是父母停止这种努力的结果。

孩子天生就是优秀的，父母的优秀使孩子永远优秀。所以，孩子出了问题，首先是父母亲有问题，或者是父母的教育方法有问题。在越来越重视家庭教育的今天，好妈妈的标准笔者认为应该是能够为孩子施与母爱，树立好榜样，传递快乐，营造和睦。一个好妈妈，是以人格的完美作为标准，和孩子的关系不仅是母子，更是朋友，不仅要教育孩子，还要向孩子学习。真正的教育要从自我完善开始。和孩子一起成长，与孩子拥有平等和谐的关系，才能成为一个好妈妈。其实，育儿是件很简单的事情，用科学理性的方法生一个健康的孩子，父母做人越优秀，育儿就越成功。以母亲的行为做楷模，父亲的责任做保障，父母亲的行为越高尚，孩子的品性就越完美。孩子是沿着家庭和父母的人生轨迹开始自己的人生道路的，父母的行为就是孩子成长的灯塔，我们指向哪里，孩子就驶向哪里。

（4）母爱是福缘

母亲是孩子的第一任老师，从孕育生命开始，母亲就开始了对一个新生命的培育和创造，这时的母亲就应该像服兵役一样，开始服三年的"母役"。我们的社会也应该像训练新兵一样，严格训练即将做母亲的女人，只有经过严格训练和挑选的女人，才能取得做母亲的资格。国家应该高度重视社会分工，男人从事物质再生产，创造物质财富来保障社会及家庭繁荣昌盛，丰衣足食才可以发展优秀的后代。女人从事人口再生产，创造培育优秀杰出的后代，才能保障社会的更大进步。由此，我们可以设想，社会的真正和谐与昌盛，就是男人和女人社会分工的明确，将各自的优势发挥在各自的分工上，各负其责，明确定位，密切配合，才能培育出优秀的人才，创造出文明昌盛的和谐社会。

一个新生命从孕育开始，母亲就是他的整个世界。是他生命的源泉，无所不能的、保护和滋养的力量，母亲就是食物、就是爱、就是温暖、就是大地，一句话，有了母爱就有了福缘。

历史上许多杰出人物都是伟大母爱的产物，弗洛伊德精神分析提出"恋母情结"的概念，对与母爱有关的问题做了深入的研究。正如父亲不能代替母亲，父爱也不能代替母爱，从理论上说，母亲就是家，是大地和营养。父亲则代表着人类生活的另一面，即思想的世界，是天空、氧气与阳光。单纯的父爱让孩子形成思想、理想、纪律、秩序和个性，或形成压抑、制约、等级、不平等、顺从等心理结构。健全的母爱能培养孩子一种特殊的能力，以健全的心理无条件地接受人生。

（5） 母亲是孩子的整个世界

同父亲相比，母亲在育儿方面有着本能的优势。母亲的行为举止是孩子成长的最好营养。父亲在孩子长大后作用日显，父亲代表的是外在的世界。男性的优势适合于物质再生产，女性的优势适合于人口再生产。我们的错误在于以男性为中心的观念，让女性放弃育儿去从事她们不擅长的物质再生产。纵观人类历史，一个天才辈出的时代，无不是女性地位较高的时代，都是对孩子教育高度重视的母性之光绽放的时代。发展的希望是教育，是基础教育，是婴儿培养，是母亲教育！

母子教育必须规划，育儿工程应该是全优工程。教育必须从孕前抓起，但是，靠谁去抓呢？要靠母亲，而母亲又不可能游离于社会之外，孩子不是某个人的，孩子是人类延续的方式和希望。因此，必须以全社会的系统工程来对待母子教育工程，才能让母亲成为真正的母亲。推动人类摇篮的手，就是推动社会进步的手。如果在婴孩时期就有一双有力的双手将他推向快乐的人生旅途，这个婴孩长大成人后将会感谢父母一辈子，这位母亲就是伟大的圣贤，完成了她一生中最壮丽的使命。她可以不是一位天才，但她绝对是天才的母亲。

母亲是孩子的第一任教师，你可以教他说第一句谎言，也可以教他做一个诚实的永远努力上进的人。纵观我国的教育现状及孩子成长的历程，"差生"和失败的母亲相伴而生，没有教不好的孩子，只有不会教的父母和教师。失败的父母，可以说是从新生命降生的那一刻起就埋下了隐患。父母的无知加上不懂育儿是症结的根本。笔者几十年的跟踪调查研究表明，父母和孩子如果能从零开始，和谐、平等、快乐地相处，就不会再有失败的父母亲和"差生"、"逆子"。"完全母子教育法"倡导父母与孩子双赢，让孩子赢在起点，要引导和帮助培训新手爸爸妈妈，在育儿初始就迈上快乐育儿的阳光之旅。教会新手爸爸妈妈从怀孕起，就逐渐进入育儿的最高境界，奠定孩子一生快乐的资本，使他们成为身体健康、心理健康、人格高尚的新生代接班人。

（9）"亲生后母"现象

母爱是无条件的给予，是包容一切的温暖，是一种天惠，它不能被替代、被争取、被自由把握。成人后对外界依赖的重心会从母亲向父亲转移，这是儿童心理发展的正常过程。孩子越小，母亲的作用越大，婴儿出生时是母婴连体的，因此存在着一个宫外孕期。母乳喂养是母婴连体的一种替代脐带的形式，对孩子精神发育极为重要。母乳喂养的重要不仅在于身体营养的供给，更在于精神情感的交流和肌肤的接触。母子之间产生心灵感应，这种感应形成"恋母情结"。恋母情结并非性情结，而是心理情结，强大的恋母情结最终产生强大的心理支持。因此，孩子最好由母亲亲自抚育，否则极易出现"亲生后母"现象和孩子的心理混乱现象。

"亲生后母"现象是"寄养婴儿"产生的母子感情障碍，由母子之间的生理隔阂导致的心理隔阂。"亲生后母"现象在许多家庭中都会出现，一方面是母亲越来越"凶"，另一方面是孩子越来越"不听话"。父母与孩子之间无法沟通，结果给双方的心理都造成了巨大的创伤。因此，不管出于什么原因，作为父母亲都没有理由在孩子最需要的时候离开孩子。有父母亲陪伴的成长，才是对孩子最好的教育。

婴儿期被称为"精神大脑胚胎"发育的体外孕育时期。父母是孕育婴儿"精神大脑胚胎"发育的主体，从这个意义上理解，婴儿和父母是不可分离的。所以，新妈妈要做好充分的准备，用三年的时间与婴儿一同成长，这一点对人的一生至关重要。有历史可以证明，古罗马帝国之所以衰败，与它的教育方式有关，因为罗马帝国的年轻母亲们喜欢把教育孩子的任务交给别人代管。就像我们今天有许多年轻的父母亲把婴儿交给保姆及长辈或亲属代养，这是一种最危险的育儿方式。打个不恰当的比喻，你家买了一部高级电脑，交给你家没有文化的保姆去操作，结果会怎样呢？无庸置疑，这台高级电脑将惨遭毁灭之灾。因为这个原因，你绝对不允许你家保姆随意去动这台电脑，即使是这样，电脑还有修复的可能，但是比这台电脑更高级、更重要的婴儿之脑，一旦被保姆或其他人"因操作不当"出现问题，造成的后果是难以挽回的。

其实，世界上再多的物质和利益，再多的诱惑都比不上和孩子一起成长所获得的收获。年轻的父母亲从科学方法入手亲自培育孩子，是在奠定孩子一生成功的基础，也是在奠定人类辉煌的基础。

（7）做孩子的德行榜样

人是早产三年的动物，人在出生时大脑的大部分空间还是空白的，还要在出生后继续形成，还要经过第二次诞生，也就是在接受外界各种信息的刺激下，大脑才能最终变得聪明和完善。外界的信息刺激对人类早期的大脑完善，有着异乎寻常的重要意义。

人类最初的三年称为婴儿期，是一个镜像期，这时，婴儿的大脑像海绵一样全盘吸收他所感受到的一切。婴儿期的三年不是没有记忆，恰恰相反，正是这些记忆构成了人生的重要轨迹。人类有一个比性本能更为本质的智本能，与性本能不同的是，它的发育期正是婴儿期，一旦错过，智本能便迅速递减，出现萎缩现象。因此婴儿的一年绝非普通意义上的一年，婴儿一年的智力发展等于成人10年的智力积累，由此可见，婴儿期是智力发育的关键期。此时父母的行为对孩子的影响最大，千万不要只重视孩子的智力，而忽视了对孩子行为模式的培养，它比单纯的智力发育重要得多。

成功是按照规则完成的事业，所以，成功对强者而言无用，超成功者才是强者的目标。因为他要制定规则，制定现代母子教育事业的规则，培养孩子有序和可持续发展的资源，使其后天发展循序渐进。这是我们这代母子教育工作者的信念和使命。为信念工作，人生永远都不会累。建立一个科学的育儿体系，帮助新妈妈和她的新生命健康苗壮地成长。母亲要睿智、坚强、美丽，孩子要强壮、智慧、具有创造力。错误的方法无一例外地培养的是庸才，正确的方法培养的是天才。对即将出生的孩子，准爸妈们一定要参加母婴同步教育培训。这是培养孩子一生财富健康的准备。作为准爸爸妈妈，要通过培训给孩子制定出未来做人的气概、品德、意志、智力等各方面合理科学的规划，这是孩子一生安身立命的根本。作为一个育儿的总目标，在做人方面，父母尤其要以身作则制定自己新的崇高的人生规划，未来的社会越来越会是一个崇尚道德的社会。让孩子具有高尚的德行是他们一生最有价值的财富。只有德行才能治家、富家、传家。

（8）认识自己独特个性的孩子

应该正确对待具有不同个性的儿童，因为没有哪两个生命是完全相同的，包括同卵双胞胎。孩子的特征因其活动能力的强弱及先天遗传因素，大致可以分为三种类型，即活泼型、安静型及介于两者之间的中间型。三种不同类型的儿童具有不同的生命体征和活动方式，生存适应能力表现也各具特点。适当地了解自己的孩子属于哪种类型，并调整适合的心态以及相应的相处方式，在婴幼儿阶段就需要父母亲认真体会，仔细地了解和观察。尤其是母亲的直觉，能更准确地识别自己的孩子属于哪种类型。对待这三种类型的儿童有一个共同的培养方法，就是父母亲在孩子的婴幼儿时期，用身体和心灵与其亲密接触，建立起亲密无间、和谐流畅的亲子关系。

在胚胎时期，父母只是贡献了两个细胞，放在母亲的子宫内，便自然长成了一个充分发展的完整生命；出生之后，这个生命要再经历一次"精神胚胎"的孕育，发育为儿童的过程——即体外怀孕，生命的这两次"孕育"，在精神和能力上都不允许父母的干扰和阻碍。父母只需提供一个有利其发展的环境，不要用世俗和功利以及浅薄浮躁的心态去污染孩子的心灵，让儿童的这片纯洁的心灵永远长满绿油油的爱。否则他成人以后，就只有爱的激情却没有了爱的力量。我们需要确信的一点是，爱要比恨的力量大一千倍，有爱就没有移不动的泰山。同时，也要相信儿童永远比成人更真实，父母对孩子成长最有价值意义的是要提供一个让他们能自由发展的环境和方向。相反，成人对儿童不恰当或不必要的帮助，是在爱的掩护下对孩子进行的残酷的扼杀和摧残。

（9）此处无声胜有声

在量子力学领域里，事物的波动存在理论告诉我们，事物是以振动或波动的形式存在的，包括环境、空气、声音及图像等，宇宙自然的一切物质，无论是有形无形的，都是以不同波动频率活动的状态存在着。所以，人和人、人和事物或事物与事物之间，就是通过波动频率发生交流影响的，世间万物都处在波动的状态中互相影响。人和事物波动发出的频率，可以发送到千山万水之外。

万物的各种不同性质是由其不同的波动频率决定的，呈现出各种人和事物的特性与不同。所以，家长也可以通过自身的波动频率影响孩子。我们的思想意识和教育希望，可以通过彼此的心灵感应互相影响和感染。

儿童的年龄阅历和意识形态决定了他们是我们发出的一切波动频率的"接收器"。我们培养他们的愿望是好的，但是，成人的大脑思想行为，还要为了生存或名利而产生更多的内容。这个时候，我们的思想行为如果出现负面的波动频率，同样会让儿童这个没有防御能力的接收者全盘照收，永久存储在他们潜意识的记忆里。这些负面的东西可能现在不会出现问题，但是只要家长和环境给了他们这些不良的种子，迟早是要在他们的潜意识中开花结果的。因此，教育培养孩子是检验家长人格品质的过程，而孩子就是家长后半生的希望和保障，家长一定要认真仔细地播下幸福健康的种子。家长的成功、善良和正直，是教育孩子成长的基础，有伟大的家长才会有伟大的儿童。

（10）父母是如何影响孩子的

家长对孩子的帮助或影响，是通过思想行为和情感活动的波动频率产生的。我们讲求"德才兼备"，只有品行好、讲仁德的人，他的情绪和情商才更好，他的波动频率才更符合自然的生命健康法则，才能更好地处理好各种关系。"上善若水，厚德载物"是每一个成功或想要成功的人必须认识到并且做到的品德。

人类社会就如同广阔的汪洋，我们以各自的姿态滴落其中，便参与了社会的运作。人的意识或语言所具有的能量，能够通过相应的波动频率，改变其他人和物质的性质。而我们身处的是一个一切都是靠粒子波动影响着的大千世界，所有的生命和物体均通过波动互相影响着，拥有各自不同的波长或独有的波动频率，这就是自然界存在的基本原理、自然法则。

语言能影响我们的意识波动。我们不管做什么都应该采取积极的语言，让事物朝着健康的方向发展。就连各种文字、声音、图像、空气、环境以及我们的心理变化和情感活动，都能够被语言影响，呈现为一种美好的波动状态。语言是心灵的翻译，健康的内心决定了健康的语言，拥有健康语言的人，他的体魄就是健康纯净的。所以，家长的语言首先决定了孩子的健康与前程，家长一定要有健康向上的语言习惯。

（11）成为孩子共鸣的知音

万物的波动是我们的眼睛不能看见的现象。所以，我们肉眼所看到的未必就是一种真实，肉眼所看不见的却是真实的存在。宇宙以感觉可知的形态出现在人们面前的现象，让我们窥见了一个不可思议的世界。善良温和的语言会将事物带向美好的方向；而恶语相对则会带来不好的结果。如果我们的心地不善良，心中怀有未解的情结或腐烂的思想，就随时都会制造灾难，影响美好事物的发生。如果我们的心地善良、透明而清澈，我们的身体就是健康、透明而清澈的，最重要的还是要净化自身的心灵思想和灵魂。

同样的波动频率就会产生一致的共鸣，只要一方发出呼声，另一方就能产生共鸣。我们经常说的物以类聚，指的就是这种具有相同波动频率的事物之间，相互吸引、相互作用，产生共鸣的结果。具有同样波动频率的人与人之间相互吸引，成为亲密的人；不同波动频率的人，不管距离再怎么近，彼此也会漠不关心，甚至相互排斥。

即使波动频率不同，波动频率的倍数同样可以产生共鸣。波动频率的2倍、4倍、8倍以上的倍数均能产生共鸣，而且这个数字可以无限延伸。也就是说，无论波动频率相差多少，只要是偶数倍数，就可以产生共鸣。换个角度来理解，无论生命或事物在什么层次上，它们都存在着共鸣。所以，家长要成为与孩子共鸣的知音。

（12）父母就是孩子的天堂

我们看见那些已经不再年轻，却依然在工作中精力充沛的人，正是因为他们无时无刻都在恋爱着的缘故。当然，这样的恋爱，不是局限于世俗世界的男欢女爱，而是进化成长的人对自然万物的崇拜以及对高尚人格的景仰。爱提高、稳定了美好的波动频率，无条件的爱更能让人逐步完善自身。所以，大爱是人类成长的方式，亲情是善良的加持方式，因此，我们歌颂崇高的亲情，同时也是在颂扬人性的美好与善良，崇高的爱就是人最自然流露出来的善良或爱心，也是大脑波动频率最低的状态。

放慢生活节奏，降低大脑的波动频率，就是我们获得爱心和事业成功的方法。降低大脑的波动频率是通过调整、降低呼吸的自然节律来实现的，静坐就是最简单的练习降低呼吸和大脑波动频率的办法。只要你用心练习上一段时间，任何人都可以很轻松地永远获得大脑较低波动频率的善良智慧，而你一旦体会到了呼吸和大脑波动频率降低之后带来的心灵宁静，你就永远生活在内心的喜悦与祥和中，一切的充足和圆满让你越来越有孩子般的纯洁和快乐，你就成了孩子的天堂。

（13）应用蝴蝶效应

任何事物及场所都能发出波动，美好的事情和场所是被幸福的波动笼罩振动出来的。其实这个世界上所有的现象，都是波动频率组成的。大气内部的能量发生某种变化时，就会形成各种天气现象，其剧烈的能量转换可能会给人间带来灾难，同样也会把地表累积的负面能量一扫而空。雨过天晴，我们感谢大气、雨水净化了环境。教育孩子，我们就应该仔细领略其中的奥妙，只要我们和孩子之间产生了共鸣与知音的关系，孩子的成功就是必然的。

人类自古以来就喜欢举行庆祝活动，很多人聚集在一起，穿着漂亮的服装载歌载舞，发出快乐高昂的频率，就是为了驱赶凝重的负面情绪，获得喜悦、斗志和快乐，这也是孩子最渴望的场面。孩子的健康成长必须是心理和身体两方面的，被设计完善的基础人格 CD 音律暗示，具有蝴蝶效应，可以不断用音乐感染引导孩子，弥补、杜绝人为疏忽或忘记的缺陷，确实保证孩子的基础人格完美健康。

第十章　启动孩子感兴趣的前程

（1）了解儿童感兴趣的前程

现在的父母，总要打着爱的幌子摧残儿童，有人可能最终都不知道他们错在哪里，或者根本就不会承认孩子教育不好是家长的责任。却不知，儿童最终能不能快乐幸福，关键在其成人后能不能把握自己的兴趣和心灵，将智能充分发挥出来，智尽其用，人尽其心。能不能应对人生旅途上的"九九八十一难"，同时要有能力应对各种生存问题。

人类从具有才能到成功是需要严格训练和影响的，这就是说，人的能量和宇宙的能量能不能连通结合，冲破阻碍他们发展的环境这一关，很大程度上并不取决于儿童本身，而是取决于父母是否在他们成长的过程中进行了正确的引导。儿童需要父母帮助他们，寻找把握他们真正感兴趣的前程。父母首先要帮助儿童，发现他们真正感兴趣的前程优势；其次要克服困难，将他们引向这个前程。这就是我们今天必须重视的早教的意义。

发现儿童真正感兴趣的前程，不是父母用自己的意愿和意识替他们的前程定位。早教的关键在于及时发现儿童的真正兴趣，并且大量培养这个兴趣的潜意识资源。父母想让孩子拥有的前程和孩子想要的前程往往是不一致的。要知道，并不是父母想的每一种前程都适合孩子去施展才能、开创大业。要想让儿童前程似锦，必须找到儿童真正感兴趣的，可持续发展的方向和动机。让他们的天才和能量在这个领域中收放自如，他们才会发展成为真正的栋梁之才。

今天的父母必须明白，要让儿童自己决定、发展自己的未来。让天才的儿童，都行驶在他们自己的轨道上。父母能给儿童健康的身心，提供发现儿童智能优势的方法，总结出实用和准确的经验，指导儿童迈向成功的彼岸。每个人都有自己的智力潜能，也有足够多的时间和生命创造人生的辉煌，唯一的区别就在于，他们的智力潜能被挖掘还是被埋没。这就引出儿童后天是自己控制自己，还是受控于人，只有依靠并充分发挥自己的体能和智能强项，才能胜人一筹，在行业中出类拔萃。所以，父母及早发现的儿童智能强项，就是他们未来的成才方向。父母是孩子最权威的伯乐，孩子是父母眼前的千里马。

（2）教育的真谛是爱

随着新世纪的到来，人类的进化已将儿童成长的指标提升到一个更高的层次。现代儿童具有健康的身心，互动的爱和实现自我的特征。新的儿童培养思想和理论能适应并推动现代儿童科学成长的需求。科学系统的教育思想将摒弃传统落后的育儿方式，崭新的母子父子同步成长理念、教育保健理念及独立成长理念，无疑是现代儿童成长的福祉。它将父母的天然使命和儿童的科学成长有机地融合起来，提出父母、孩子应互动互惠，共同快乐地实现各自生命的辉煌。双赢互惠，共同成长的理想教育理念，符合现代父母和现代儿童的理想生存方式。在父母、家庭和孩子之间，架起了一座前所未有的快乐之桥和互爱双赢之桥。开天辟地头一次提出了母子双赢同步快乐的育儿法，将父母之爱及家庭的资源，理性地投入到儿童的成长中来。打造出身心健康、品质高尚、乐观自信、充满爱心和能力的新人类，为后代实现自我价值提供了保障。教育的真谛是爱，人类发展的奥秘是一代代人爱心的积累，母爱是这份积累的推动力和传递者。

（3）宁静是儿童智慧的发祥地

诸葛亮在《诫子书》中说道："君子之行，静以修身，俭以养德。非淡泊无以明志，非宁静无以致远。夫学须静也，才须学也。非学无以广才，非静无以成学。"可见，智能只有在平静安定的状态下才能启动，定力又是胎儿开始就要学习建立的智能。其实孩子的天性是宁静的，婴儿能聚精会神，凝望天空沉思几个小时，让自己和天地自然合为一体，启动他们内心的潜能。我们仔细观察婴儿的面容，会令我们的心灵为之肃然起敬，婴儿是成人之父。成人往往在这宝贵的时机里，不知道如何帮助儿童开发他们那无限的潜能，反而用成人的势利，教导孩子愚蠢和无知，把天才变成了废物。潜能是人人都有的、与生俱来的、尚未被充分开发的智慧能力。潜能与大脑的高级功能活动密切相关，在一定程度上受遗传因素的控制，不过只要开发得当，每位儿童都能表现出非凡的智慧和与众不同的能力，因为儿童的大脑具有非常强的可塑性。我们知道，要开发儿童的智慧潜能必须从小开始，因为儿童期是脑的结构和功能发育的关键期。儿童的身体在迅速健康成长的同时，大脑的活动程度是成人的两倍，儿童不仅对世界充满好奇心，思维也最敏捷、最活跃，因而，是对他们潜能进行有效开发的最佳时期。

（4）给儿童无条件的爱

我们对婴儿和儿童了解越多，越能激起我们帮助他们的决心。父母并不是想要故意教导儿童愚蠢，而是他们不知道如何使儿童更智慧，如何让儿童的五官和身体更敏感健康，其实父母并不懂得儿童，不知道刚刚出生的婴儿就是一个无限潜能的智者。笔者在几十年的育儿实践中发现，婴幼儿开始就非常喜欢镇定和宁静，这个发现让我始料不及。让我明白如何教育、训练儿童成才。每个儿童都是奇迹，只是要看父母能发现多少、懂得多少，再训练引导多少。儿童的无限潜意识，绝对不是命令和怒斥达成的，被父母疏忽浪费了更是永远无法挽回的。

如果儿童六岁以前缺乏无条件的爱，长大以后就永远企图从其他方面获得，那么就会缺乏自我存在的价值感，就会不断地在外在世界寻求认同和肯定。用做些什么、拥有什么、成为什么来弥补价值感的缺失。他们成人以后，就要付出几百倍的努力，去填补这个永远无法挽回的空缺。所以，笔者经常和年轻的父母说，帮助、教育孩子是要用心灵培育孩子，可是没有几个父母真正能懂得、领悟，我就试着把我的经验写成书，我相信总有一天会有更多的父母真正明白这些方法。通过本书的引导，培养儿童的镇定和宁静，让儿童拥有超长的专注力，应该是很简单的事情。从这一章开始，我们就将重点放在如何发展儿童的潜意识能力上，这里叙述的方法适合所有年龄阶段的孩子，我们把右脑发展和潜意识资源作为儿童教育的关键，希望家长充分利用本书的知识和方法，和儿童一起训练，在儿童的潜意识里，播下他们美好未来的种子，真正达到让儿童无疾患、健康智慧地成长。

（5）父母给儿童的福祉

儿童一出生，外界的一切信息都将源源不断地进入他们的心灵，他们的眼、耳、鼻、舌、身等所有身体感觉器官以及那个神秘的潜意识，都贪婪地吸收着外界的信息。这些信息与儿童的心灵碰撞，他们做出的反应以及形成的感受沉淀下来，逐渐固定在他们心灵潜意识的版图上，大约三四年的时间，就铸成了他们永久的潜意识资源基础，深深地影响他们以后的发展和一生的生活事业。所以，父母和家庭为儿童选择怎样的环境、生活和教育至关重要。当然要为儿童选择提供最美好善良的、最幸福喜悦的、最关心备至的、最快乐开朗的、最丰富有趣的、最能引起好奇探求欲望的、最有是非观念的、最能让儿童经过努力获得成功喜悦的生活教育环境去熏陶他们，用最优质、均衡、丰富的精神物质营养哺育儿童，利用一切可行的方法，激发儿童左脑和右脑的潜能意识，促进他们身心的健康成长，使用全脑生活和发展。

关爱、呵护、安慰、逗乐、游戏以及儿童关心他人获得快乐等都是满足儿童身心发展的天然需求。给儿童以幸福感、安全感、亲切感、快乐感，使他们潜意识感到人间是安全的，生活是快乐的，人际关系是亲切的，这样他们就会成长为幸福快乐、积极开朗、亲切友爱、无拘无束、自由翱翔的人，克服和避免胆小孤僻、局促不安、畏缩不前。这是父母能够给儿童的福祉。

（6）重视儿童的右脑训练

人类的大脑功能分表意识和潜意识，就是左右两个半脑的不同功能。我们现在已经习惯学习运用表意识的力量，我们过去的教育和知识，也是以左脑开发使用为主，忽视或者根本就没有注意右脑的潜意识。然而，潜意识的智慧能量比表意识大 3 万倍以上。表意识只占了大脑功能的 8%，所以，单靠表意识的能力和力量，没有办法支持我们事业的成功和生活的美好。而且，我们几千年的表意识教育和知识体系，已经非常完善，儿童从幼儿园开始，社会已经为他们准备了非常庞大复杂的左脑表意识教育系统。我们在儿童的早期，完全没有必要在左脑表意识教育上再给他们那种限制性培养。儿童大脑的特点是完全的潜意识形式，所以，我们应当按照潜意识法则，开发他们的右脑功能，任何的潜意识潜能开发，都是人类真正成功和幸福的基础和希望，所有理想事业的实现，都必须依靠潜意识的智慧能量。

只有训练开发儿童潜意识的无限储蓄记忆功能，才能为儿童的聪明智慧开辟广阔深远的前景。潜意识的记忆功能是永久的，所以，潜意识存储的记忆内容和资料，是需要选择和慎重的，潜意识的记忆是没有判断和分析能力的。所以，我们在开发建设儿童潜意识记忆的时候，千万要注意提供给儿童的记忆内容要积极高尚。

（7）卓越儿童的培养

建造高品质的高楼大厦，就必须选择、储备各种各样的优质建筑材料、装修材料、设计知识、建筑单位、技能和各种建筑机械，还要有一流的指挥管理系统等。对于培养成功卓越的儿童来说，更应该让他们不断地学习新的优秀品质和卓越的知识，给他们的潜意识输进更多的基本常识、专业知识、成功知识以及相关的最新信息，让他们的右脑潜意识更灵敏，更有智慧，更符合现实，更富有创造性。要使儿童的潜意识储蓄记忆功能更有价值，就要采取一些必要的手段，帮助儿童学习、训练、习惯使用右脑。重要习惯的重复练习使用，重复学习，是增加儿童潜意识记忆功能的最简单实用的方式。儿童的大脑本来就是以潜意识思维为主，他们的潜意识创造性思维和其他聪明才智，是完全超乎我们想象的，主要看家长和教育者如何引导。这里有一个重大的矛盾和误区，就是我们的家长和教育者，大部分是左脑思维信仰系统习惯者，这也是我们的教育出现今天这样重大问题的关键和主要原因，是成人的左脑思想意识和行为，把天才纯洁的儿童引向失败和迟钝的重要因素。

由于大脑的潜意识没有是非、积极消极、好与坏的意识，也可以说，这些意识是人类社会杜撰设计的。而潜意识往往跳过意识直接支配人的行为或直接形成人的各种心理意识。所以，我们要训练开发儿童，利用有益的高尚、成功的潜意识，避免消极、失败、功利的潜意识记忆内容。珍惜保留儿童天生的潜意识中纯洁高尚的资源，并不断输入新的、有利于他们品质高尚成功的记忆信息资料，使儿童纯洁、高尚、成功的快乐心态占据统治地位，成为最具优势的永久潜意识记忆，甚至成为支配他们思想行为的直觉习惯和超感功能。千万不要污染儿童的大脑思想。培育儿童有益于成功卓越的思想意识，就是我们帮助儿童成长的主要任务和责任。

儿童的潜意识有自动思维创造的智慧功能，创造性灵感是他们自己发展成长自己的天赋。潜意识蕴藏在我们一生中，有意无意感知认知的所有记忆经历的信息，又能自动地排列组合分类，并产生一些新意念。所有的成功伟人都是利用潜意识资源把成功的梦想变成现实，成就辉煌的人生和事业。人生来都有生理需要，并渴望得到满足，因此，儿童都有天生的自私倾向。为此，要建立他们关心他人，快乐自己的潜意识观念，把儿童培养成为健全的善良的社会人。鼓励并与孩子一起种植花草树木和庄稼，饲养、保护可爱的小动物。当他人或别的小朋友有了进步或做出成绩时，应热烈鼓掌鼓励孩子，热情祝贺。这样的孩子长大了，就会为他人的成功而喜悦，愿意向他人学习，这既可培养儿童关爱生命、爱护大自然、保护环境的美好品质，更可铸造儿童善良博爱的情操。

（8）儿童的美学萌芽

让儿童沐浴在美好的环境中，培养他们爱美、欣赏美、创造美的潜意识。儿童生活的环境应该整洁、朴素、大方、和谐。墙上张贴美丽的图画，家中最好有高雅的雕塑或艺术品，家庭周围的环境应该美观绿化。一家人要经常欣赏美术作品、艺术摄影、文化娱乐，还要外出欣赏自然风光，享受各种各样的建筑美、装饰美、商品的设计包装美等。多和气质高雅文静、服饰整洁美观、语言流畅动听的人群接触交往，这样儿童的习惯、行为和语言也就会美好起来。塑造儿童潜意识美感艺术的另一方面，是让儿童喜欢倾听音乐，胎儿、婴儿和儿童经常听高雅音乐、经典名曲（在他们睡眠时也要播放），甚至以这些音乐作为生活的背景音乐，经常习惯性地播放儿童喜欢的音乐，儿童长大以后不仅喜欢音乐美、旋律美、节奏美，而且想象力和创造力也会特别丰富。

(9) 儿童的生活要宁静

儿童生活在宁静、和谐、愉快的环境中，对培养儿童的安静专注很重要。尤其在怀孕的时候，孕妇一定要安详、愉悦、脾气情绪平稳，说话轻声细语，做事有条不紊，动作稳重准确，生活健康稳定，对其他孩子态度要亲切和蔼，认真平静，表现出自然的爱惜和关心。

讲故事、念儿歌、背古诗，引导儿童细心观察，互问互答，和儿童一起下棋、画画、读书、做手工、做游戏等亲子活动的时候，尽量鼓励引导儿童独自安静地自己玩耍娱乐。快乐的时候要把握适当的度，狂欢和疯闹不要太多，宁静、理智、镇定是儿童最优秀的心境和长久快乐的基础。经常启发、引导、帮助儿童做好事和小事，让儿童不断得到成功的喜悦，获得赞许的快乐，这样孩子的成就感和自信心就会迅速增长。在潜意识中，构建了美好的自我意象和价值概念，他们在以后的生活中，就能够充满自信，树立起理想和成功的信念。在培养儿童成长的过程中，家长自始至终都要对孩子充满信心、鼓励欣赏、积极暗示、奖励、肯定、树立榜样、表扬，杜绝消极暗示，在儿童犯错误或出现问题的时候，也要坚持积极暗示和关心忍耐，绝不可无意中掐掉孩子自信的嫩芽。鼓励儿童努力克服困难，和他们一起去面对难题和问题，家长的人生奋斗努力过程永远是儿童未来生存最好的榜样力量源泉，往往会使儿童潜移默化地建立起一生的成就感和自信心。

建立一个儿童成功记录册，凡是儿童各方面的第一次成功或失败，都要帮助他们记录下来，标缀上红五星和绿五星。儿童第一次自己活动的记录，第一次安静地自己玩耍娱乐，不用大人陪伴的日子等，儿童的潜意识，无时无刻都在产生创新的主意和积极向上的想法……记录下来的资料可以提醒家长，及时纠正和填充更好更多的内容，了解、掌握儿童潜意识发展的方向。

（10） 好的教育应该严宽并济

人类是从磨难和痛苦中成长起来的，文明是从艰难险阻中发展起来的，我们今天的幸福生活，是无数前辈流血流汗努力奋斗积累的。我们在追求幸福快乐的同时，也要让世界更美好，这就是伟大荣誉感诞生的基础。儿童不能总是接受表扬、赞美和赏识，要注意把握，适当即可。更不能给儿童的不良行为寻找借口和托词，哄骗儿童是最不可取的教育行为。那样的儿童不但毫无是非感、荣辱感，而且会变得任性、自私、飞扬跋扈，不能接受是非对错的批评指正，目空一切，以自我为中心。结果会造成儿童的心理扭曲，甚至导致他们未来人生的失败。

家长是儿童无可选择的榜样和精神寄托，儿童的情感荣誉是在从小建立的生活准则和习惯中诞生的，教育儿童要严格遵守正确的行为准则。要严格教育他们不允许做的事，一开始就不允许，不能迁就儿童的不良行为，那样儿童就没有痛苦和耻辱的经验。好的教育应该严肃和宽容并济。家长可结合日常生活，通过愉快、和谐、平等的交流沟通，利用讲故事树立榜样的方法，告诉儿童好品质应当怎样做才能获得。不应当做的事情和想法，开始就要严厉禁止。认真和蔼地和儿童沟通思想行为的是非标准，建立家长的威信和信誉，是培养儿童荣誉感的前提。教育儿童的最大误区是溺爱，妈妈爸爸在自己孩子面前往往容易犯这个错误。溺爱生无情，因此，年轻的爸爸妈妈一定要注意杜绝，提高警惕，不要培养出一个无情无义的后代。隔代的老人长辈更要注意，他们有时候可能是溺爱儿童最严重的角色，千万不要让溺爱的魔鬼侵犯我们的儿童，这样培养出无情无义的后代，让人追悔莫及，儿童长大后也会怨恨父母长辈。儿童是父母后半生的命运和希望，种下什么就会收获什么。

（11） 荣誉是孩子心灵创造的动力

儿童对语言含义的理解能力较差，对表情和情绪变化非常敏感，所以儿童荣誉感的建立，是从表情和情绪体验开始的。儿童在与人相处的过程中，会通过对方的情绪变化，敏感地自动调整自己的行为感觉。是非感、荣辱感、羞耻感和惧怕感的熏陶，是日积月累形成的。家长要懂得在儿童出现害羞、惧怕、荣耀、喜悦、快乐的情绪变化时，用和蔼、安详、冷静、耐心的表情暗示儿童如何化解这些情绪，逐渐训练他们内心镇定宁静的能力，及时表扬儿童的劳动成果。当儿童做错事情时，还要让他们体验正常的惧怕感、羞耻感、后悔感，这些心理素质也是他们成长必需的情感因素，也是儿童正常荣誉产生的基础。

培养儿童的责任感是建立荣誉的核心。在儿童天生的潜意识里，他们知道自己的事要自己负责，关心他人也是自己的责任，得到他人的帮助后要表示感谢。这是儿童原始积累天生的性格基础，要着重培养发展儿童的这个天性，这样培养的儿童长大以后独立性和独立生存的能力都很强，做任何事情都有责任心，没有消极依赖心理。

儿童心灵的塑造过程正是他们心理板块的构建时期，是他们人生意义生根发芽的关键时期。家长给儿童注入的潜意识素质，应当还有很多很多，例如，通过锤炼培养孩子的勇敢精神和开朗性格，通过规律生活培养孩子的自制自控能力，通过提问讨论认识万物培养孩子的好奇心和求知欲等。

人生应当有做好事做大事的胸怀。笔者还要特别强调的是，强化儿童长大了做好事做大事的英雄气概，才是儿童真正荣誉感的价值趋向。这种胸怀和气概，主要是通过父母的胸怀和对伟大气概的理解，点点滴滴地灌输给儿童，慢慢滋润儿童的心田，是"随风潜入夜，润物细无声"的过程，是构建儿童心理板块最重要、最基本的方式。生活和人生经历感化了儿童，儿童自己通过这些感化获得的感觉和经验，在他们的右脑潜意识中扎根，成为终生陪伴儿童的心灵力量。

（12）让孩子自己找到成长之路

能够来到这个世界上的每一个人，都是从数亿个精子中脱颖而出的第一名，都是最棒的。都带着无限的可能性、无限的潜能。儿童活在成人的世界里，没有能力重视自己的感觉是什么，自己的需要是什么，自己的想法是什么，但是生命的力量和潜能却能自动帮助儿童无视自己的软弱、害怕和苦恼，坚强地向积极正面的方向走去，忽略或忘记他们自己内心深处的那个无奈、幼稚、孤单的自己，不会让自我的疏离、分裂和真实的自己越来越远。然后通过自然界以及成人的思想行为和自己的感觉融合，儿童自己就开始逐渐地调整，具备这种能力的时候，儿童逐渐意识到了自己的成长轨迹，开始建立更高的成长准备。

儿童的成长背景，父母各方面对他们的关心和影响，再加上学校的教育等，使儿童对自我被压抑，被伤害，被否定，或者是没有机会成熟，没有机会摆脱成长的束缚，开始表示反抗，然后觉醒，逐渐发展起来。儿童是自己走上成长之路的。这条路是没有人可以帮得上忙的，儿童真正的老师就是他们内在深处的智慧，天然的觉察力。我们唯一能做的事情，就是协助儿童在他们的潜意识里播下智慧觉醒的种子，这是儿童发展的真正力量和福田。但是，这条路是必须要儿童自己走的，没有人能够帮得上忙。这样的察觉力就是智慧的萌芽，真正具有非凡美感与喜悦的东西，追寻一种永恒的东西，一种不容易毁坏的东西。儿童自己知道，他们来到这个世界上是要做事情的，这就是儿童时期理想萌芽的过程。然后出现一种非感情和情绪的渴望，一种深深的探索渴望。这种探索的渴望为他们打开一道门，使他们看到一种非思想能够描述的东西，一种无法归入任何信仰范畴的东西，就是心甘情愿的行动和义无反顾的追求。

（13）探索、挖掘孩子内心的兴趣

儿童自我内在发生探索行为以后，再回到现实，他们就把探索得到的东西逐渐加固出深度和广度，通过一个个他们感兴趣的事情，感受到深度迅速扩大的一刹那，可以感觉预知到这个兴趣对他们以后事业的影响，儿童立刻可以领悟到这个兴趣。儿童兴趣的深度有了，广度出现了，速度越来越快，越来越敏锐，越来越清晰了，这就是他们智慧的诞生过程，也是儿童开始懂得自我成长的价值和意义的萌芽时期。可见，自我成长不是来自别人的教育，而是完全从内心滋生的智慧，只不过有的人需要别人的提醒或刺激。这些人只是丢失了他们儿童时期就应该具有的这个智慧，所以才需要成人以后重新修行修炼。儿童兴趣的深度、广度、速度、敏锐度、清晰度，就是他们以后的理想和事业在内心建立的发展轨迹，这是天生的能力，我们完全可以承认这就是天才。当我们的理想和事业在现实中碰到限制和困难的时候，要向自己的内在去寻求解决的办法，限制住我们的永远不是外界或现实环境，而是我们自己内在的这个天才沉睡了。

第十一章　儿童的潜能开发

（1）信仰是心灵的家园

一个人后天能否成功，关键在于他的心态，即他的心灵图像是美好纯洁还是污秽不堪。成功与失败的差别，就在于成功人士有积极的美好心态。

我们生命里最大的危机，是信仰的危机和关系体系的崩溃。一个人没有信仰，他的生活就很混乱；没有亲密的关系，他的人生就可怜暗淡。

发挥潜意识的无穷智慧和力量，首先就要信仰它的力量，信仰潜意识的能量。情感是潜意识的功能，信仰就是一种最强烈的情感，它能让儿童的潜意识发挥出无穷的力量。儿童相信、承认的东西就是儿童潜意识中的东西，这是一个永恒的真理。在《卓娅与舒拉的故事》一书中，有一段故事讲，他们被德国法西斯抓住，为了折磨他们，法西斯让他们穿着单薄的衣服在寒冬的雪地里行走。开始他们觉得很冷，但他们内心因为信仰革命理想，并且充满了对最后胜利的希望，居然表现出坚强的意志，不仅抗拒了寒冷，反而越走越快。最后那些穿着臃肿的法西斯，居然追不上他们了。信仰既然是情感，那么非常强烈强大的信仰情感，必然能够引领潜意识发生奇迹。

所以，儿童需要信仰，信仰的力量能够将他们生命的池塘变成汪洋大海。生命必须是一种探索，恰恰是儿童最懂得这个探索的秘密。儿童的信仰就是在探索中诞生的，儿童的生命中如果没有了信仰，生活就会变得无聊、愚昧，人生也会看不到希望和光明，找不到生命的意义。其实人生就是在追寻回到子宫里的感觉，在那个地方，我们不需要呼吸，不需要做任何努力，就能从母亲那里得到一切的资源而存在，并且获得满足。生命里所有的伤害和烦恼如同黑夜，光明来临的时候，黑夜自然就不存在了，生命潜能里的真、善、美信仰基因，犹如天上的星辰，星辰在白天仍旧存在于天空。

（2）自我定义是人格的雏形

通过不断的想象、不断的自我确认、不断的暗示，从小引导儿童承认、确定、认同自己是高尚、纯洁、聪明、智慧、充满爱心、勇敢、大有作为的栋梁。一个儿童如果从小就肯定自己多么了不起和伟大，那么他将来就是这个样子。经过不断地反复练习，反复输入，当儿童的潜意识完全接受这个样子的时候，他们所有的思想思维系统和行为都会配合这个承认，朝着他们的伟大理想目标前进。随时随地不断地确认他们的目标，就会不断地向着他们的目标努力，他们的目标终究会实现。不断体验他们成长中小目标的成功，就会积累出一连串达成伟大理想目标的经验，成人以后成就事业就是很容易的事情。这是儿童教育最有价值的核心动机部分。最可怕的教育引导，就是儿童长大了却不是他们自己或者根本找不到自己，成了愚蠢腐朽的活在别人意识下的奴隶。

影响儿童潜意识最容易、最简单、最重要的关键，就是要不断地重复，反复地重复。大量地重复就是习惯，这样的习惯就会融进血液骨髓，成为儿童身体思想和生命活动的组成部分。潜能是通过图像释放记忆的，潜意识喜欢以图像感情的方式呈现在记忆活跃的部分。潜意识不会用语言文字来思考记忆，它用图形和立体实物结构，进行思考存储记忆。儿童清醒的每一刻都是以图像进行思考联系，甚至晚上睡觉时，他们的梦境也是充满幻想的科幻世界。他们看到大大的 M 图标，马上联想到自己可以获得美味的麦当劳美食。在通常情况下，儿童的潜意识里，形象与概念的切换过程不需要进行意识的思考判断，或者他们根本就没有意识进行思考判断。所以，我们要在儿童自我确认、定义自己身份的时候，给他们一个高尚成功的自我身份定义。千万不要给他们贴上失败者或笨蛋的标签，他们的潜意识一旦确定为"我是失败的、愚笨的"，接下来他们就会说笨话办笨事，让你莫名其妙。不可思议的是，他们就会终生如此，我们再想改变甚至比登天都难。

（3）扩展儿童的美好境界

令人欣慰的是，我们现在对于儿童都强调积极的鼓励教育，而不主张采取打骂的方式，因为当父母无理地打骂儿童时，儿童的心灵中会产生抗拒意识，或者是羞辱意识，这种意识反应久而久之进入潜意识并且存储起来，对他的性格形成 将会产生相当大的影响。性格的差异就是根源于一个人的潜意识记忆和认定，潜意识中同化、吸收、记忆了什么信息，就会反映出什么性格。当父母老是说孩子是个"笨蛋"的时候，孩子的潜意识中接受了这样的认定，就认为自己是个"笨蛋"，最后的结果就是你的孩子会真的成为笨蛋。

潜意识的活动是表现在我们脑海中的图像实物，我们的心灵会将某个图像实物转化成具体的事物，就像摄像机一样。如果儿童感觉自己做事做得很差，他们就会倾向于做得很差的感觉习惯，如果儿童感觉自己做事做得很好，他们就会倾向做得很好的感觉习惯。潜意识还能以此想象、规划那些还未开始期望、实现的事情。所以，我们要引导儿童把最初的潜意识期望定义成美好、快乐的感觉，这种期望定义放进潜意识后，他们天才的心灵智慧会把其他一切事情自动感觉成美好，从此他们的心灵永远只会有美好和爱的存在。这是高尚智慧之源，鞭策儿童朝着美好的方向前进、生活和思考，引导儿童自己去扩展自己的美好境界。

（4）心灵的本能就是追求快乐

追求愉悦快乐是儿童潜意识的本能，在愉悦自信的心情下，潜意识容易充满活力激情，这时候如果儿童有一个目标在前面召唤，父母不用告诉他们采用什么方法去追求，他们的潜意识会想尽办法，尽其所能地去达到目标。科学研究表明，儿童的潜意识会因为他们感兴趣的事情自动通过意念聚合起意志力，在这种意志力的驱动下，他们的大脑会自动制造分泌"多巴胺"的激素物质，这是一种激发人的热情和干劲的激素。当儿童的大脑大量分泌出"多巴胺"时，同时也能分泌出使人愉快喜悦的激素，使"多巴胺"分泌出现倍增的效果，这时，"多巴胺"所发挥的功能作用也会发生倍增效应，从而增强儿童实现愿望需要的能量。这就是儿童为什么在高高兴兴、自觉自愿做事时效果显著，而且不易疲劳，而在被动、有强制感的时候，做事情效果不好，而且容易疲劳逆反的原因。

（5）规划儿童的心灵图像

规划儿童脑海中潜意识的心灵图像很重要。在潜意识里，儿童能够随自己的喜好改变大脑潜意识的心灵图像，这是他们与生俱来的能力，改变着他们对这个世界的认知能力。儿童的这项潜能是在他们心灵意识中最早出现的智慧，是唯一能激发他们的潜能，并且是决定他们生命质量的能力。这意味着他们能够通过丰富的想象，决定在现实生活中付诸实施感兴趣的事情，而他们的潜意识会自动将他们的想象转变为真实的愿望，并开始将它一点点地落实到现实生活中，帮助他们实现想象的计划和目标。所以，帮助儿童建设、丰富他们潜意识的美好心灵图像，就需要专业的训练和系统的规划，防止儿童潜意识的心灵图像被不健康的因素污染。要利用儿童天性的纯洁和善良正确地引导他们，发展壮大儿童天性中一切美好、纯洁、高尚的品质。

开发儿童潜意识中存在的这些潜能，首要的条件是与他们的潜意识进行沟通交流。这其实就是通过家长的正确意识，来巩固提醒儿童的潜意识，实现这种意识与潜意识之间的协调互动。家长首先要懂得潜意识的知识和规则。在《喜欢自己》和《感谢身体》两本书中，我们已经重点介绍了关于家长潜意识开发和使用的经验知识。利用那些知识培养孩子的心灵图像同样简单有效，仔细体会我们已经掌握的心灵图像建设，应用到孩子的培养过程中。我们已经明白潜意识开发的特征，就是需要用正确的意识暗示唤起。潜意识在大脑中是潜隐模糊的，有我们的意识无法识别的代码，需要用智慧的意识来唤醒"翻译"。当我们能够正确使用潜意识能量的时候，必须正确地揭开大脑的胼质体，我们需要的某方面的信息，潜意识才会自动将有关的资料显示出来，或者帮助我们连通宇宙中的相关能量进入我们的意识。开发儿童的潜意识心灵图像，家长美好的心灵图像就是他们的模型和样板，孩子是根据家长的样子来构建他们的心灵版图的。所以，贪官污吏是永远不可能培养出栋梁之才的。

积极的美好心态成为潜意识的自动导航系统，它会自动控制我们的行动方向，控制我们的思想行为，使我们勇往直前奔向成功。在这个过程中，我们的奋斗拼搏完全是在一种无意识的状态下进行的，没有任何强求和怀疑，我们不会因为压力和风险而畏惧，也不会因为劳累和辛苦而退缩，一切问题、困难和磨难只会让我们越挫越勇，直到大获全胜，成就不凡的事业。

（6）帮助儿童心灵能力成长

绝境从来都是不存在的，它是我们精神上的限制思想和绝境幻想，是我们的精神垮下来了，任何外界力量和因素都不能把人击倒。这就是人类生存的法则，也是人类越来越强大的智慧。帮助儿童心灵成长，是培养他们未来创造奇迹的能力。万物之灵的人类的心灵能力，是能够用我们的意志控制利用宇宙能量的能力，运用意志的能力，就是借助宇宙的无限能量用于正确地实现人生目标的途径上，不断地提升自己，获得强大的意志能力。人类的愿望和理想，就是通过这个意志力实现的，所有现实生活中产生的奇迹，只不过是来自右脑的自然能力。是潜意识开发后彻悟的一种心灵能力，这个奥秘一定要帮助儿童的心灵成长才能实现。这是宇宙间灵活性最高、运用速度最快、创造威力最强的能力，是我们今天最应该给孩子们的礼物。

儿童一旦启动了这个心灵能力，他们在意识与潜意识协调互动时产生的信念及设定的目标，就能够让心灵的潜意识直接领会，培养儿童的信念就容易建立。儿童的思想信念决定他们的行动和出路。有什么样的思想，就会有什么样的人生。儿童最初的信念都只是一个想象，但是这个想象很重要，儿童只有先想到才会拥有，正常儿童的信念都是高尚纯洁的，我们只需要正确地引导、巩固和提升，任何他们想得到的东西，都会被他们获得。如果他们没有成功是我们家长的责任，是因为我们没有把他们的能量最大限度地引导、发挥出来，使得他们的心灵能力成长不够，是我们家长给了他们太多负面的思想，是我们的功利心理影响、限制、泯灭了儿童的天赋。儿童的心灵意志力始终不能强大的时候，等待他们的人生就只有平凡或者碌碌无为，他们以后对成功的信念始终不会坚定，他们会认为成功是暂时的奢望，平凡是正常的。家长给儿童输入了负面的信息，导致的当然也只能是负面的结果。

（7） 不过早地开发儿童左脑

医学研究证明，使用右脑时大脑呈现 a 波状态，a 波是大脑每秒平均10 赫兹的波动频率，最接近右脑电波，于是灵感状态就出现了。人类的儿童期，几乎完全处于 a 脑波状态，也就是说，儿童是完全进行右脑思维的人群。尤其是婴幼儿时期，他们大多数的时间都处于 a 波频率状态。因此，他们很快乐，无忧无愁幸福喜悦，有无穷的精力和想象力，能集中精神玩游戏做事情，是人一生最幸福快乐的时期。3 岁以后，开始学习各种知识，逻辑思维的左脑才开始渐渐发育，所以，我们不主张对儿童进行左脑训练开发。

儿童时期，左脑经过开发后愈来愈发达，而右脑的能力就逐渐被封存起来，只有极少数的人仍在积极地开发右脑，利用全脑工作，后来成为成就伟大事业的人群。他们始终能够随意使用大脑 a 波与宇宙自然的能量共振，让智慧的灵感源源不断地流入意识。这就是右脑的潜意识没有和宇宙能量的"脐带"断开。右脑的潜意识吸收、融合了宇宙无穷的能量智慧信息，传递给左脑的意识展现出灵性和高级智能的悟性，他们的人生仿佛有神力相助。歌德在谈到灵感时说："灵感突然在心里涌现，作品在一瞬之间就完成了，好像本能地做梦那样，被驱策着当场写下来的感觉。"这就是作家运用右脑取得成就的现身说法。

其实我们任何人都可以自由使用右脑，进入大脑 a 波状态，人类只有在 a 波状态，才能和宇宙万物能量信息发生共鸣，这时的心灵波动频率和宇宙能量的频率是一致的，我们的意识才能获得宇宙能量的滋润和提高。所以要让儿童多使用保留右脑的思维活动，把人类幼年时期的潜意识资源发展壮大，成为儿童永久的智慧源泉，成人以后让左右脑的功能充分协调。使用全脑的人才是真正的天才。

(8) 右脑的五感

左脑具有意识的五感：视、听、触、嗅、味。右脑也具有五感：心灵感应、透视力、触知力、预知力、意志力。我们通常运用左脑的五感体系，而右脑的五感体系在成长的过程中往往被忽略。也就是说，我们在培养儿童的时候，只注重了他们的左脑能力。我们从幼儿园开始的教育体系，只有知识的积累，没有右脑潜意识的开发训练机制。过去，我们对右脑潜意识的认识也非常有限。所以，我们从天才的儿童逐渐变成了失败的左脑机械人，这是我们教育出现的问题。随着我们对潜意识智能的认识、了解和开发，现在的儿童终于可以得到全脑开发的训练，儿童镇定力、专注力和基础人格的培养，就是要走出偏重左脑教育的误区，让孩子获得全脑开发的教育培养。

儿童镇定力、专注力和基础人格的培养，目的是开发右脑潜意识的五感：心灵感应、透视力、触知力、预知力、意志力。心灵感应是一种能够远距离获得别人的思想或事物的波动频率的能力，是宇宙万物共振波动互相吸引或排斥的本能。预知力是能够感觉出未来要发生的事情，将要发生的事情呈现的波动频率被直觉感知的能力。透视力是能够透视障碍物后面物体的能力。触知力是通过用手触摸或用皮肤感知的方式便能知道隐藏起来的文字符号和事情的能力。意志力是通过强大的意念使事物按照自己的愿望发展或恢复原状的能力。

右脑更强大的功能是直觉，研究和实践证明，大多数的聪明儿童都有这样的素质，这种能力有的儿童高过60%。16岁以后的少年就逐渐失去了这种能力，成人就更难自动显现直觉。所以，具有这种能力的人也就被称为"高人"或者天才，宇宙的波动频率是7.5赫兹，这个频率刚好是介于α波和a波之间的频率。胎儿和婴儿的脑波频率就是7.5赫兹，所以他们一出生就能和宇宙的波动频率产生共鸣，胎儿和婴儿这两个时期是人类潜意识能力最强的时期。

怎样从胎儿、婴儿、儿童开始，延续他们的这个天赋，是值得我们关注和研究的教育精华。让儿童成为右脑运作能力比较强的人，培养儿童的镇定力、专注力和基础人格是我们找到的一条捷径。首先要根据右脑潜意识的运转规律，培养婴儿和儿童的专注力。

(9) 儿童要静定

　　既然宇宙的波动频率是 7.5 赫兹，胎儿和婴儿的脑波频率也是 7.5 赫兹，所以胎儿和婴儿就能够和宇宙的波动同频并产生共鸣，这更证明了人类来自宇宙。如果将所有的同步波动频率聚集起来，就会产生奇妙的"共鸣"现象。共鸣是指具有同样波动频率的物体，一方发出波动，另一方就能产生回应，和谐的回应就是共鸣。

　　就像《大学》中教导的那样："知止而后有定，定而后能静，静而后能安，安而后能虑，虑而后能得。"循着古老的智慧指引，我们的心灵镇定是获得专注力的方法，经过 20 多年的不懈努力和实践，我们终于可以轻松愉快地和孩子一起，用游戏的方式让他们体验放松和宁静，这种训练把他们天生的 7.5 赫兹的脑波频率，这个能够和宇宙的波动频率产生共鸣的天赋保留了下来。儿童天生具有的能力不应该在后天失去，只是在他们成长的阶段会发生断裂。但是，他们潜意识里会永远存储这个能力，关键看我们是否重视和反复利用。大脑功能的开发就是反复利用，经过不断的重复，儿童所有的天赋都可以发展壮大，并且循序渐进。

　　儿童的天性是宁静的，也是最懂得欣赏安静的，婴儿能够吮着指头凝视沉静几个小时，他们的那种专注和凝神静气，是成人望尘莫及的，而且越小的孩子越喜欢镇定训练，并且能够完全进入状态，陶醉在其中，他们自己一个人独处的时候，不厌其烦地反复练习，这更加证明孩子天生就是宁静的潜意识活跃的天使。儿童专注力的培养，首先要从放松训练开始。由于篇幅所限，这里只能作简单的介绍。

　　放松是从呼吸练习体验宁静，吸入一口气后，教孩子使劲憋住，并全身紧张，然后握紧拳头，感觉紧张的感受。实在忍受不住时将气缓缓呼出，出现如释重负的感觉，引导孩子体会放松的感觉：让孩子识别紧张的不适与放松的舒适，领会放松的平静和美妙。重复 3 次后平躺，依身体从头到脚的各个部位，不断让孩子平静地对身体暗示说："放……松……松……弛……现在感到非常舒畅……"逐渐诱导孩子非常平静地跟自己的身体进行轻轻的语言交流，让他们觉察全身放松的感受：手指及手掌放松，前臂放松、手臂放松、头皮放松、前额放松、眼放松、鼻放松、下颚放松、颈放松、肩放松、背放松、前胸放松、后腰放松、肚放松、臀放松、耻骨以及生殖器放松、大腿放松、膝放松、小腿放松、脚及脚趾放松，体会放松后舒服的感觉。手指到脚趾的放松过程中，暗示孩子，想象一股暖流和光，从头顶缓缓地流入头、脖子、胸、腹、腿，以及脚尖和手指。觉察暖流带来的舒服感，觉知全身的放松程度。静静地躺着，尽情享受放松的美好大约6～7分钟。放松是为了寻求更大领域、更高层次的智慧，是人生命意识里的根本需要。因此，具有主体自觉意识和理性的孩子，是绝不愿意停留在任何狭小的、有限的状态之中的，总想不断开拓取得更多的发展，从而更好地生存。这种炽热的、旺盛的发展需要，是潜意识蓄势待发的特征。对这种意识给予有益的暗示、引发、规划和培育，就能把孩子的潜能调动保留起来，让他们的全脑得到一致的开发运作，将表意识带入潜意识，潜意识的能量和宇宙能量连接，此时孩子和天地、自然宇宙浑然一体，天人合一，他们和宇宙是完全和谐共鸣的。

（10）催眠暗示训练

语言暗示加视觉刺激。此法又称为凝视法，让孩子聚精会神地凝视近前方的某一物体，最好是他非常喜欢的，苹果、玩具都可以。数分钟后，家长在一旁以单调、低沉、肯定、温柔的言语，反复暗示孩子："你专心看……盯着看……越看眼皮越沉……眼皮沉得睁不开……全身也越来越放松……越来越没劲……越来越想睡。"当孩子显示头颈或四肢无力，眼睛越来越小，再暗示孩子："你的眼皮沉得睁不开了，你试试看，你的手也松得没劲了，动不了了，你试试看。"孩子欲睁眼而不能，想举手举不起，

147

表明孩子已进入安静状态。接着暗示："你的眼睛开始疲倦了……你已睁不开眼了，闭上眼吧……你的手、腿也开始放松了……全身都已放松了，眼皮发沉，头脑也开始模糊了……你要睡了……睡吧……"孩子很快进入放松宁静状态。

语言暗示加听觉刺激。让孩子闭目放松，注意倾听节拍器的单调音乐或水滴声，几分钟后，再给予类似于上述的语言暗示，同时还可以加上数数，如："一、一股舒服的暖流流遍你全身；二、你的头脑模糊了；三、你越来越困倦了……"倾听声源，暗示孩子："你现在很安静……睡得很好……全身很舒服……全身越来越轻松……你的手轻得往上飘……越飘越高……越飘越没劲……胳膊越来越没劲。"训练时间白天一般为 10 分钟左右。暗示孩子："现在时间到了……你该醒来了……你会随着我数的数越大……头脑越清醒……数到 9 你会完全醒来。"家长缓慢数数，1、2、3……并对孩子说："你现在越来越清醒了。"这时孩子试着活动身体，睁开眼睛。有的孩子听一次数数醒不了，可数两次到三次，一般都能醒来。

经过训练的孩子，很快就能够领会其中的快乐，在孩子睡觉前训练，经常坚持，几年下来，孩子的专注力就是永久的习惯。婴儿或儿童训练有困难的时候，可以利用专业的录音资料，给他们播放专业的镇定专注训练磁带。我们同时设计了专门训练儿童镇定和专注力的方案，跟着那些方法训练可以更好的效果，如有不明白的，可致电 010 - 88586564 寻求指导帮助。

第十二章　天使成长之旅

（1）儿童是大自然的精灵

利用大自然开发儿童的智力，是儿童期育儿的又一重点。农民都会随着地理环境及市场的变化，改变种植方法和品种，在种植农作物的过程中，如果农作物生长得不好，农民会从自身去寻找原因。随着社会进程的飞速发展，社会环境在改变，父母及教育者更应该改变教育的观念，要顺应儿童的成长规律和需求，让儿童茁壮地成长，最好是让儿童沐浴在大自然的风霜雪雨中。

儿童的聪明与智慧只有融入大自然，与他们生长的环境相舞相伴，他们才能够最大限度地发挥自己的天使之性，家庭、室内孕育不出栋梁之才。所以在儿童时期，从他们的房间到他们周围的环境，都应该完全符合他们成长的需要。

儿童最喜欢裸着俯睡，让儿童的身体完全裸着睡眠，可以使儿童长得最快。俯睡最补肺气，肺主呼吸，全身裸露呼吸才会彻底，因为皮肤也是呼吸器官，尤其是夜间皮肤需要完全敞开参与呼吸。中医的灵魂主张人体是一个开放的整体，天人是合一的。

另外，让儿童的身体和水多接触，逐渐实现日光浴、水浴、风浴、空气浴，具有积极的意义。切不可把儿童当做室内的花草，闭门造车，关在家里养孩子，这是一种宠物的培养方式，千万不要应用到儿童的培养中来。人类的生命具有吸收万物精华发展自己的本能，需要和自然宇宙的能量相互沟通交流，发展自己的智慧。将儿童融入大自然中，才能培养出最强有力的儿童。只有在大自然中充分展示自身灵性的儿童，才能体现出人类生命的伟大与强盛，大自然将帮助我们把儿童培养成他的主人。

（2）成长使用的是内在力量

有研究表明，刚出生的宝宝在睡眠当中也能学会区分发音相似的元音。研究人员说，儿童只需反复聆听三种元音一个夜晚，便能把它们区分开来。这说明对儿童实施教育实际上不存在为时过早的问题。家长可以利用这项成果，卓有成效地开展婴幼儿早期教育。从事儿童语言问题研究的心理学家指出，早期语言教育，有助于减少孩子长大后可能遇到的学习障碍，并提高语言学习的效率。所以从儿童出生开始，就给他们每天听普通话的广播，不用区分广播内容和时间，只要是健康的语言就可以，坚持每天让他们在健康的语言声音中熟悉自己的母语，提高语言能力。

因此，我们一定要坚信儿童身体内存在着巨大的能量，蕴藏着前辈遗传给他们的优秀基因，再加上大自然的帮助，儿童就会健康快乐地长大。父母只需要为孩子创造出天时地利人和的环境，父亲是阳光、雨露、滋润他们的身心。母亲是大地营养，让儿童扎根并供给养分。父母就是儿童的天空和世界，血缘的亲情会使父爱母爱的激情迸发出来。父爱如山是儿童的支持和力量，母爱如海，是儿童智慧的源泉。山水相依、相生、相伴铸造天地间的精灵。

儿童的欢歌笑语会让父母激情飞扬。只要你放弃了世间的一切俗念功利，这自然和谐的幸福生活就是造物主给你的最高待遇，相信这世间没有任何诱惑或物质，可以高出和孩子一起成长的收获。每个儿童都有不同的精彩，就像世间没有两片相同的叶子，每对父母的育儿经历也将在相同中分出不同。育儿的绝妙之处就在于相同中演绎着不同，我们要用心去细细品味。在和孩子的亲密接触中，他会一步步引领着家长成为一流的家长，而儿童自然也就是一流的小主人。

（3）心定才能得天助

人不是天生就有完美的智慧，儿童的智力潜能要靠后天开发，儿童成为天才的过程，要通过及时训练才能实现。儿童专注力的培育和训练，是一种新的潜能开发课程，是一生学习生存能力的启蒙。大多数没有经过训练的儿童，必然存在这样那样的学习或者生存困难。如上课坐不住，经常做一些小动作，学习或者做事情时注意力不集中，三天打鱼两天晒网，思想开小差，书写阅读困难，做事马虎、粗心、拖拉，自控能力和生活自理能力差等表现，其实大多是因为儿童时期专注力欠缺或镇定力培养不良造成的。有些智力正常甚至是优等的学生，在学业方面表现却不佳，与其智商不匹配。另外，有些孩子的学习成绩很好，但是在其他方面表现却不够好，如性格内向、不够自信、表达能力差、自私、交往能力差等，其实都是由于生存能力欠缺。从中医的角度解释，还是生命力不够旺盛。心气不足，心血不济，小肠的吸收就不好，后天的食物营养难以补充进来，心智就不能获得良好的营养，发展自然不好。没有充裕的肾气支撑，就不能够充分获得天阳的助力，身体和大脑都难以发挥圆满的功能，孩子只能够达到愚或智的状态，离贤很远。

人类的灵性有两种开发方法，一种是内观的开发，另一种是定力的开发。定力就是专注力与镇定力，一个人要不断地注意一个目标，而且专注力是依循单一的轨道，趋向清澈宁静的境界，这种心灵的开发会带来永久的镇定和宁静。心灵的宁静开发是专注力的构成要素，需要专业的课程才能完成。

（4）成才培养要趁早

抬头早、翻身早、起坐早、爬行早、站立早、走路早、说话早、独立早是培养儿童后天成才的基础。抬头、翻身、起坐、爬行、站立、走路早的孩子，说话才能够早，大脑神经沟回及脑细胞间的联系广泛，口齿伶俐，语言思维及逻辑严密，理解表达能力强，其注意力也会超前。这样的儿童兴趣广，有多种较强的天赋被启蒙，有旺盛的求知欲和对事物探索的好奇心，想象力丰富，且动手能力强。随着年龄的增长，这种儿童的发展日渐看好，偏向某领域的特殊才能日渐显露，父母需要抓住机会有的放矢给予指引，将来必成大器。

他们的突出表现是记性好，领悟力强，说话办事总能顺理成章，且能准确领会家长及老师的意图，按指令、有条理地完成事情。注意力集中，沉淀出某项专长的超级品质，将成为某领域的天才。而身心健康，身强体壮的孩子，他们的心态自然就平和、镇定、快乐，体力更充沛，在平淡自然中表现出与众不同的灵性。他们的四肢往往更灵敏，干什么像什么，学什么会什么，不仅体育好，舞蹈好，还爱动手创造。会和别人相处，特别是与小动物相处得友好、和谐。

儿童心理和智力的发育一定要遵循帮助儿童辅助儿童的方式，使他达到自己应有的发育高度，并且家长应该具备正确的指导思想和培养目的。在儿童心理与智力发育时期，重点要以培养儿童永远的健康意识和独立意识为主导思想。儿童只有独立意识建立起来了，才可以发展出儿童自身最佳的智力状态。每一个人的智力都被他自己的独立意识支配着，去完成自己的兴趣或工作，这是一个很正确的思维方式，是无可置疑的。所以要从零开始，重点强化家长育儿意识中的平等意识、尊重意识和独立意识，感悟、捕捉、培养儿童精神意识中闪现出来的智慧火花，并且将这种智慧的火花一再刺激让它重复出现，逐渐巩固在儿童的心理结构上，组成他们心理发育的一个部分，这便是一种永久的心理意识。如儿童的协调创造能力、身体成长能力和思维观察能力，都是用这种方式捕捉、重复、固定、开发出来的潜能。

（5）儿童具有极强的吸收知识的能力

儿童即使在睡眠的状态下也可以学习，所以，儿童长时间睡眠的过程是开发其智力的绝好机会，以往人们认为睡着的儿童应该绝对禁止有光线或有声音，这显然是错误的。对儿童的早期智力开发，主要是刺激、利用、开发儿童的潜能及反射能力，儿童早期智力开发的规律基本上顺应先听→后说→再看→多摸的顺序，先听是指先听音乐及相应的录音资料（包括电视节目）；后说主要是母亲自编的催眠曲和顺口溜，父亲有意识地与宝宝亲昵关爱之词；再看，要制定一个以人物肖像为主，配以动物和物体形状的黑白效果的简笔画，还应该在儿童的卧室及其主要活动的地方，挂置一些健康宝宝图画以及色彩明亮、情趣滑稽高雅的儿童图画，适合年龄的儿童挂图等；多摸，是以抚触开始逐渐形成按摩、被动操、游泳、跑跳及相应的玩具、教具游乐活动，如摇床、摇椅、秋千、滑梯等形式。

新爸爸妈妈在孩子出生前后应做好相关的准备，掌握智力开发的方法。应该每天分三到四次，有规律地给睡眠中的孩子播放大脑潜意识内在交流的暗示音乐和语言，适合儿童的潜能音乐。每天都要和孩子进行语言交流，把孩子的哭声以及母亲哼唱的催眠曲，父亲鼓励关爱亲昵的语言，统一录制下来编成家庭母语早教磁带，在孩子出生以后经常播放给孩子听，开发其用耳记忆的能力，对良好的亲子关系极有帮助，同时可为孩子以后的母语学习打下良好的基础。

儿童对父母的语言具有天生的亲和力，父母亲每天习惯成自然地与孩子对话，是早期语言开发最常用的方法，效果非常显著，尤其是母亲可以根据生活和育儿情调编哼顺口溜。音乐、语言以及认识结构和潜能开发是从胎教开始的，在孩子出生以后相对清醒时，给他看黑白相间的人物正面图像、黑色简笔动物图画和物体形状图，这一类图形以家庭制作为主，父母亲的肖像或者孩子自己的肖像，都是特别好的早教素材。以此为思路，可以制作成一套简单的图片资料，刺激开扩孩子的视力和记忆思维范围，提供良好的视觉信息，制定出由浅入深的图形到实物的教育资料，经常拿给孩子观看。

对儿童的智力开发，应该组织知识结构的系统训练，如背诵百家姓和经络穴位名称，开发儿童对人物认识从姓名经络开始，作为一组资料，儿童期熟背百家姓和经络，会让他一生与人相处和谐，及早启蒙孩子从事物内部领悟探索世界，这是知识结构在早期教育中永久为以后服务的理念。依据这样的思路，我们可以从小开始，应用听、说、看、摸，培养其知识结构及开发智力潜能，可以起到一劳永逸的作用。

（6）儿童智力开发的方法

综合儿童后天知识结构的框架，应该根据不同的家庭环境和习惯，帮助孩子制定科学的知识结构。以玩耍形式开发记忆的知识，在成人有意识的设计中，成为孩子后天知识结构的重要组成部分，为后天学习兴趣的培养，留下早期介入储蓄的潜能效果。因此，从儿童开始培养其知识结构，应该与后天教育相辅相成，起到承前启后，可持续利用的基础知识框架。比如，唐诗宋词经典古诗对孩子一生的文学修养，以及阅读记忆能力具有极大的帮助。唐诗宋词作为一组教育素材，应该选择由浅入深并且是其后天小学、中学再学习的内容，这样可以达到永久记忆，终身利用，完全领会理解的知识。百家姓和穴位名称作为字宝宝状态时期认字使用的素材，不但可以达到识字的目的，而且是孩子后天与人交往，认识人姓名到认识人技巧的知识组合。

儿歌、顺口溜则以家庭中可选素材，帮助儿童整理成一套可长期反复吟诵记忆的好习惯的内容，例如：早睡早起身体好；太阳起我也起，太阳睡我也睡，跟着太阳我长生；饭前便后要洗手，等等。养成孩子后天自编、自演，自己组合知识结构的习惯。不同的儿童具有不同的特点、喜好和兴趣，家长应该因材施教，制定出各自家庭不同的对孩子未来知识结构的启蒙。

从小开始的早教，具有这样一个特征：儿童看到的比看懂的重要，听到的比听懂的重要，当所有的东西退去的时候，就留下了一个完美的物质结构，即大脑的永久记忆痕迹。所以你不用担心几天前孩子背过的一首诗，几天后忘掉了。背过本身是重要的，这个过程会像刻刀划过需要雕饰的物件一样，在孩子的大脑中留下了痕迹，早教的成绩就是这些痕迹。

利用 VCD 和电视、录音故事和可视教材。比如：潜意识积极暗示音乐及歌曲、动画片、木偶剧、童话故事、少儿节目系列组成的可视教材。根据各自的家庭习惯及儿童的兴趣和喜好，循序渐进，日积月累，完成早期的知识积累，对儿童而言是一个相辅相成、相得益彰的教育方式。语言要以母语为主，可以对三岁以上的儿童增加第二语言的培养。

抚触是以一种对身体抚摸、亲吻、拥抱、按摩、被动操、游泳、翻身操、爬行操等产生的相互之间的亲密关系，对其心理进行抚慰、保护，达到开发儿童早期情感的目的，是以互动的亲情为基础，教会孩子后天爱的能力和社会适应能力，是早期性格、心理及情感归宿培养的成功要素，是促进大脑皮层中枢神经系统分泌快乐激素的重要组成部分。同时，为高级智能、和谐能力以及思维记忆能力开发奠定了良好的基础。

（7）女孩要区别男孩培养

男婴和女婴天生性情就不一样的，我们先来认识一下新出生女婴与男婴有哪些不同。女婴出生时脑部即已定位为"女性"的脑部，也决定了男女性别发育上的差异。在子宫内，决定智力的大脑皮质，女婴发育得较男婴早。女婴大脑皮质的左半部即控制思考的部位较男婴发育得要早。女婴连接大脑左右半球的胼胝体较男婴发育得好。女婴大脑左半球发育较早，因此女婴的语言能力较男婴佳。大脑左右半球间的联系女孩发育得较早也较好，因此女孩的阅读能力较佳。由于女婴脑细胞间的联系成熟得较早，因此比男婴要害怕与人分离。此外，女婴大脑成熟较早的原因，导致左右脑的信息传递较快，对周围事物的认知也较快。

女婴天生就比男婴成熟得早，借助这种先天的优势对女婴进行早期教育，是初为人父母区别利用的资源。它对女婴的智力及未来发展提出了明确的指示，因为其大脑左右半球的联系较男婴成熟，所以，对女婴的早期智力开发，多使用故事及感情影响有意义。父母有意识地帮助她认识这种心理趋势，会获得极大的成功。女婴天生害怕与人分离，相对男婴有更强的依赖心理，作为母亲应该结合自身的人生经历，及早地做出防范和准备，培养女儿从早期成长经历中，理性地克服自身的弱势，要有目的、有意识、有准备地培养女孩的女性特长和魅力。

正确地建立与异性相处的交往关系，无疑是依赖女孩父亲对她的教育完成的。所以在女孩子的养育过程中，父亲的位置和力量是克服性生理弱势的关键因素。我们提倡父亲参与育儿，尽到其父亲责任的同时，还要注意对女儿心理历程及心理发育关键期的帮助，这是其他家人无法替代的。

（8）重视男孩的恋母情结

无论是对男孩还是女孩，在其弱小时候的引导和暗示出现问题，对其一生产生的伤害都是巨大的。这也是我们作为父母最不愿意看到的结果。父母在儿童性成长过程中，其行为和教养方式也是至关重要的。父母在幼儿时期行为不当，或者主观认为幼儿还小，不懂事理，而对其行为放纵或忽视，都会导致育儿的失败。所以，贪官污吏是培养不出栋梁之才的。可是，在我们的育儿生活中，还有一种父母自身就是影响儿童成长的暗流，在不知不觉中将婴孩引向绝望的深渊，这一点更应该引起我们的警觉。

我给大家讲一个真实的案例。有一对搞艺术的夫妻，恩爱异常，幸福得无边无际，在他们渴望有个男孩的时候，上帝给了他们一个健康、聪明、优秀的男孩。孩子的成长，得到所有看到或教育他的长辈及教师的喜爱，无疑是这个家庭一颗骄傲而璀璨的明珠。但是，成人之后，这个男孩过着异常扭曲和变态的生活。从高中开始，他就暗恋自己的班主任，大学时更痴迷地暗恋追求自己已婚的英语老师，差点没能毕业。后来，走上工作岗位，因为偏爱比他大的女同事，根本接受不了和他同龄的女孩。父母四处给其30多岁的儿子张罗成婚，均不能奏效，最终这个男孩选择了一个大自己20多岁的离异且有两个孩子的女人，过起了不伦不类的变态生活。他的母亲看到自己曾经那样优秀的儿子，和比自己还老的女人生活在一起，她是怎样的内疚和后悔？

这种结果是这位母亲一手造成的。在男婴刚刚出生时，父母极其喜爱他，尤其是母亲。在给其洗澡时，会抚摩、揉搓其每一寸肌肤，令男婴舒适无比。整个少年时期，除了母亲，他不接受任何人给他洗澡，这位母亲甚至在其进入青春期时，在孩子主动拒绝的情况下，还强迫给他洗澡。这无疑是错误地剥夺了男人性成长的权利，让他在不自觉中产生了恋母心态。

这位母亲在男孩逐渐长大的过程中，在家庭生活中，经常习惯裸露自己的身体在家中活动，甚至当着儿子的面与丈夫亲密，还有些夫妻间的情感语言交流，从不避讳儿子。甚至有其独到的主见，让儿子从小就从母亲身体或行为中认识女人，对女人这样的了解，会对儿子后天积累与女性交往的能力有帮助。但是，未成年的儿子在与母亲身体及日常行为的密切接触中，产生了朦胧错误的异性定位，将对异性的交往兴趣定位在与母亲一样年龄的女人身上。由此可见，导致其后天走向变态生活，就在情理之中了。

这个故事具有一定的特殊性，尤其在一些高级知识分子家庭中更为多见。在我国，父亲早逝或离异，由母亲独立抚养的男孩子容易存在性趋向问题。恋母情结作为一种性变态隐患，在男孩培养的过程中，作为母亲应该具有鲜明的认识，让理性、健康的母爱洒向孩子的心灵。

这个故事给了我们一个警示，对男孩后天可能出现的恋母情结、恋物癖、洁癖、同性恋倾向、暴力倾向、无能倾向等性扭曲现象，我们必须高度重视。年轻的父母应该在育儿初始就加强防范，千万不要让自己的行为和父母特殊的关系，影响孩子后天的性趋向，这是早教极为重要的内容。如果儿童不能按照他天生的性别指向目标发展自己，他是很难健康成长的，未来人生无形中多了毁灭性的灾难。

（9）品位出自服饰

儿童的服装，要以柔软、纯棉、保暖、透气为原则。使用专门的儿童服装服饰，以培养儿童从小对服装的感觉和审美意识，逐渐延伸出对自身服装服饰的自我选择意识，启发儿童的审美观，培养儿童对自身服装色彩的搭配及自身形象设计的心理感觉，这会对儿童后天美德美育及情操品质的发展起到奠基作用。

只有和自己身体、生活密切联系而发展起来的审美意识，才能使儿童后天在这方面感兴趣。尤其是在幼儿期，对男孩和女孩服装、款式、色彩的选购中，一定要有明确的性别意识。让儿童学会从自己的服装中确定性别，并找出和自己性别相同的伙伴，区分与自己性别不同的异性伙伴。应该培养儿童最初的男女性别意识，让儿童自发地产生与同性及异性伙伴友好和谐的关系，奠定儿童早期异性意识及交流、交往模式。

切忌将男孩、女孩服装色彩颠倒或混合使用，男孩的服装色调应该以清洁、冷静为主，女孩应该以清洁、暖色为主。像一些白色、绿色、浅蓝等，男女儿童都可以使用。但笔者还是建议家长对女孩子尽量少使用黑色或蓝色，以一些粉、黄、红、白调和柔美、搭配和谐的儿童服装为宜，适当地在下装或鞋帽中使用一些通用色就可以了。

有一些家长认为孩子尚小穿什么无所谓，甚至有人说，会打扮的打扮十七八，不会打扮的打扮小屁孩。这里面有一个关键性的错误，不打扮的小孩子永远都不会正确地打扮自己。在我们成年人中，许多人对服装、服饰缺乏协调意识，不伦不类的衣着打扮，可以说让许多人凭空丢掉许多发展自己的机会。甚至在生活中缺乏自身的形象定位设计，这对未来的成功发展是一个缺憾，也是早教不足的隐患。

服装整洁、大方、舒适，能够形成自己独特的品位，会使我们自己产生强烈的优越感和自信心。所以，儿童的服装、服饰是其美德美育品位发展的基础。家长要建立儿童服装服饰和谐流畅、体现个性的品位意识，让宝宝的服装形象张扬出个性。这也是在早智开发中应掌握的如何保护发展儿童个性的又一技巧。让懂事的宝宝自己挑选服装，自己搭配，自己设计自身的形象，这一点非常重要，相信年轻的父母在自己的育儿实践中会把握得更好。把孩子打扮成为一个气质独特、个性独立、品德高尚的孩子，他们融入与生俱来的大自然中，就会和伙伴、动物、植物以及与其生活相关的所有生命及环境相融相依。这样才可以使儿童的心理发育和生存心态保持最自然、最普通、最纯洁的状态。

（10）培养阳光孩子

女婴一出世时，脑部即已定位为"女性"的脑部，没有父爱的女婴其心理是脆弱、寒冷的，影响着她对世界和人生的态度，经历了正确爱护和培育的女婴，才能成长为纯洁的少女，经历了高贵、典雅、自信的女人，才能成长为尊贵的母亲。

传统育儿在这个时期，曾将女孩当做男孩养，企图达到调整其后天强者性格的目的，这是违背女性心理和生长发育规律的，是最不可取的。甚至将女孩子的名字起为"亚男"、"笑男"、"若男"等，从出生性别上压倒男性，仿效男性等，这些都是极其错误的教育。我们的生活中也经常出现，十几岁的女孩不像女孩，从心理上对自己性别的确定模糊不清，甚至从心态上将自己主观强调为男性。这是一些"性变态"的心理因素，对女孩子后天的发展造成的伤害几乎是不可以纠正的，是导致其人生失败的隐患。新爸爸、新妈妈从女婴一出生，一定要按其脑部已定位的女性发育规律培养，这样女孩才能顺利健康地成长。

男婴一出世时脑部即已定位为"男性"的脑部。男婴的脑容量及重量比女婴多出约 10%～15%。由于男婴与女婴脑部的结构和功能不同，因此会有完全不同的成长发展方式。比如，男婴的右脑准备发出信息给左脑时，负责联系的脑神经尚未发育好，因此神经纤维只好将信息再传回右脑。这样便加强了男婴右脑中脑细胞间的联系，这就解释了为何男性的空间概念较女性好。还有，男孩子的脑部信息传递较慢，因此男孩子比较不害怕分离。男孩子胆大、女孩子胆小，在 10 个月左右，男婴就能学会将所有的恐惧借玩玩具或探索某些事物来转移自己的注意力，这种行为模式会持续至成年以后，甚至终生。

有了这样的了解和认识，新爸爸妈妈就要在新生儿诞生之际，认真地按照天生的男女性别来抚育儿童，这一点是我们进行早期智力开发特别要重视的问题。性别上出现的误导或错养，可以导致孩子一生的心理变态及人生的失败。所以，育儿从性别入手，是年轻的爸爸妈妈了解培育儿童的心理性别的定位基础。尤其是初为人父母，经过了孕期对胎儿性格不确定的过程，容易对新生儿的抚育产生一种惯性心态，将已有了明确性别特征的儿童忽视为无性别区分的弱小胚胎，这样就容易造成儿童心理性别发育的误区。甚至传统育儿还将幼儿错误地定义为无性别差异的小东西。有的年轻父母因其怀孕前心理上主观企盼男孩或女孩的心态，延伸到出生后与其企盼相反的具有明确性别特征的儿童身上，将男孩当做女孩养，或将女孩当男孩养，都是极其错误的，应该引起高度的警觉和注意。及时地调整心态，面对已出生的男孩或女孩，按照他们出生时的脑部性别定位及其特殊的脑功能意识培养他们。

首先从衣着、服饰和起名等特征意义上完全区别对待男孩、女孩。尤其是男孩子的玩具对他的探索心理发育，对其后天行为模式的持续发展具有决定意义。一定要使男孩子成长里程具有男性意识和特点，女孩子具有女性意识和特点，对他们的心理发育起到积极的支撑和保护作用，使其成长为阳光孩子。

（11）儿童寄语

儿童的依赖心理以及与依赖心理相伴随的惰性，是因为成长的过程被成人替代，造成孩子从一个阶段到另一个阶段发展的断层。我们的孩子往往是在小的时候被父母当做无能的皇帝，衣来伸手，饭来张口。头脑和身体的发育均被操纵在成人的手中，家长按照自己的方式和能力全面接管代替孩子成长。那么孩子一旦长大了，家长社会又把他们当奴才或某种获取财富荣誉的工具，这样的恶性循环，伴随着错误的教养惯性，使得一代代的父母和孩子走进成长的误区，就像掉进了人生的深渊，也像给孩子设计了一个个陷阱，孩子被无辜地摧残、迫害着。这种错误的教养方式，初为人父母者不可不警觉。

在儿童心理及智力发育的起始阶段，你是否在沿用这样的惯性，或者也在准备好了这样一种方式，对儿童的心理发育张开了一张可怕的"潜网"？人类的儿童时期具有极强的心理吸收能力，并能将其作为永久智力巩固在他们的心理结构上。错误的信息和引导，将使其付出一生的代价来弥补父母所犯下的错误。所以，从零开始培养儿童的心理及智能，一定要具有相应的知识和科学的方法。年轻的父母对儿童的成长有着义不容辞的责任，但是对儿童的生命意义所负的责任，只有用正确的方法才能尽到。

在对儿童的心理能力及行为学的长期研究过程中发现，我们成人及孩子后天身上的许多错误行为，之所以影响着人类的发展，其根源就是从零开始的养育方法留下的阴影。懒惰、推卸责任，甚至失去个性和自信，在后天的行为中表现出来，出现了许许多多的"差生"、"逆子"，这是我们家长自己培养错误的结果，或者是我们家长自己行为的结果。而我们的家长却接受不了这种结果，导致家长与孩子之间形成互相怨恨，无法理解和沟通的家庭关系。所以初为人父母者，一定要给孩子一个快乐的童年，把自由翱翔的本领教给他们，父母的人生成功才能成就孩子的成功。

附录1：一天比一天棒

　　我是中央人民广播电台的主持人方圆，我有一段不同寻常的育儿故事，想起来非常耐人寻味，在这里和大家分享，尤其是在头型护理方面，我非常庆幸没有给孩子留下隐患缺陷，否则真的会遗憾终生。

　　1998年6月21日，我的儿子棒棒出生，做母亲的喜悦伴着育婴的艰辛，将我带入人生又一个全新的生活体验中。哺育这个美丽而娇嫩的小生命，让我感受了太多的欢乐。看着儿子像他的名字一样，一天比一天棒，我的心里真是充满了宽慰和希望。而让我最为满意的是，孩子的头型和心理护理在保健医生的帮助下，都显得与众不同。我想，功劳应该属于馨煜医生。还是在我怀孕时期，时任中国妇女报记者的同窗好友张铮曾采访报道了婴儿保健医馨煜的事迹，好友觉得对我育儿有帮助，就将馨煜介绍给我认识。通过几次接触，我感觉馨煜医生对现代育儿的许多观点和方法非常超前实用，也曾邀请她来到"都市生活"栏目做过直播节目。

　　棒棒出生时，我对育儿没有任何经验，馨煜医生带着她自己发明的专利婴儿枕头，手把手教我从"头"开始科学育婴。她的枕头分两个功能，一个是专门护理头型的俯睡枕，宝宝睡上去无论怎么活动，都不会影响他的头型发育，挺方便实用的。另一个是专门训练宝宝抬头翻身练习的，幸亏有这么方便实用的工具，棒棒练习到满月，抬头就能够达到90度，四个月出头就会自己翻身爬行。当时我们全家人都很惊奇，感觉棒棒发育得真好，实在是太聪明了。当时，我们只知道婴儿仰睡压扁头不好看，没想到会影响婴儿头围和智力身心发育。因此，还没出院，棒棒就开始俯睡，以利保护小脑。我们发现，趴着睡的棒棒不但睡眠质量好，而且从不打惊，也不会受到外界的干扰和惊吓，睡着时周围有什么响声动静，根本不会影响到他，睡得那么香甜、带劲。俯睡也使棒棒对后天环境适应得非常快，对智力身心发育肯定是有好处的。从此，我们全家总动员，谁回来都惦着棒棒的头可别睡扁了。棒棒每次醒来后总是特别满足、喜悦，小脸非常红润有光泽。从月子开始棒棒从不闹人，特别省心、好照顾，也不爱哭，长到四个月，就能自己爬行，体格发育也好，壮壮实实的，头围特别大，额头饱满，每次体检都比同龄孩子的指标高出许多，十几岁了也没生过病。周围的家长特别羡慕，老问我们怎么把孩子带得这么好，我们感觉自己虽然受益，但是说不具体，就给她们推荐馨煜医生。另外，棒棒的心理发育也非常平稳健康，从来不乱发脾气，性格特别好，善良和气，充满了爱心，非常喜欢小朋友和小动物。带到外面和同龄孩子比较，觉得棒棒的头比别的孩子好看，像件雕塑好的工艺品，我们心里自然也就有说不出的高兴和满足。

后来我们又了解到，俯睡对新生儿的心理发育也是一种有效的保护。因为婴儿在宫内都是趴着的，这种习惯出生后被强行改变，让他仰睡，配上不规范的小硬枕头，睡眠中孩子常常打惊，对孩子的伤害显而易见。他心理上的不适应、不习惯是新妈妈感觉不到的，久而久之，对婴儿心理的伤害将影响到他的一生。有许多孩子常常哭闹、不好带养，以致消化不良，与此有关。我们想，头型优美、形象端正、心理和身体健康的孩子是每一个父母都希望拥有的，所以就想把自己的经历写下来，

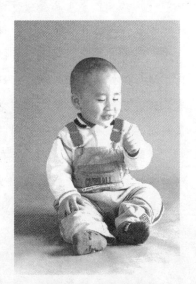

图附1　一岁时的棒棒

正好馨煜医生要出书，顺便就把这篇文章给她了，希望能够让更多的孩子受益。下面的照片是一岁时的棒棒（见附图1），看看，他的头面是不是很有福相？身体从 6 个月以后坐起来就是一条直线，到现在从来就没有过含胸驼背的现象。由于棒棒的脚弓发育得好，他的体育成绩一直都是最棒的，现在的身体更结实强壮了，学习成绩也是一流的，我们非常感谢好友张铮和馨煜医生及时的帮助和提醒，让我们为孩子做了这么有意义的一件事。

附录 2：家有幼 "桐" 初长成， 请个儿童保健医

　　桐桐的爸爸是位大忙人，事业有成时，我们夫妻都特别渴望有个宝宝。1997 年 10 月 28 日，女儿桐桐如约来到了我们的生活中。可是面对如此美丽的小生命，我们却束手无策，于是请来了儿童保健医馨煜医生。馨煜医生的到来帮我们解决了育婴方面的诸多难题，我感觉她的一套 "儿童成长的科学设计与塑造" 特别符合现代育婴思想，而远离了传统育儿思想对人之初者的误导。科学育婴是现代年轻夫妇献给孩子的一份厚爱，一生只能经历一次的育婴，不能轻易地犯错误。自从接受了科学育婴的指导后，桐桐的头型、脸形及体形的健康发育令我满意极了，与其他小孩相比，她的智力、体格、饮食习惯及环境适应能力要超出她的年龄许多。桐桐当时在 "金色摇篮" 入托，不到两岁就直接上了小中班，这里的孩子的智力水平已经超出平常孩子，老师说桐桐比这些孩子还要优秀，表现为智力好，语言表达能力、环境适应能力和社会适应能力都比较突出，行为习惯也特别令人欣赏，智商达到了 145。一年多的育婴过程，能有儿童保健医的帮助，让我少走了不少弯路，避免了诸多错误，凭我和桐桐他爸及全家人的能力都不可能做得这么完美。就像打官司要找律师一样，育婴要找儿童保健医会是未来育婴的一个趋势。

　　让自己的宝宝强壮而聪颖，为其打下身体和智力基础，使其在今后的竞争中立于不败之地，是现代育婴的宗旨。我国婴幼儿在生命的起跑线上

丝毫不逊色于西方发达国家，其成长落后的原因，关键在于养育方法的不当。

　　以前，我见到许多父母及家里的老人成天围着宝宝转，大部分时间都花在了为儿童选配和制作饮食上，一会儿榨菜汁，一会儿捣肉泥，一会儿又蒸鸡蛋羹，既盲目又被动，量上又很难把握，在营养和胃口上往往顾此失彼，很难兼顾。看见他们筋疲力尽的样子，我真的为自己的未来担心起来。在刘医生的帮助下，我逐渐认识到了儿童食品的概念，并接受了刘医生设计的宝宝营养食谱。专业的儿童食品，制造商为我们想得非常周到，先进科学的加工方式以及在婴幼儿的饮食营养搭配方面既全面又多样，能充分满足婴幼儿健康发育之所需，口感又好，就像个高级专业儿童厨师，我们做父母的喂养宝宝自然省心多了。我们有了更多的精力投入在宝宝的培育和教养上。看着宝宝健康、快乐地成长，我们感到无限欣慰，精神振奋，好像有使不完的劲，我和她爸爸的事业也非常顺利，小家庭温馨有加，幸福如初。

附录3：我和冬冬的故事

在自己的职业生涯中，我发现把改变的焦点和利益，单纯地放在孩子身上，是没有多大成效的，改变必须从他们的父母开始。因此，我和冬冬的妈妈刘丽成了好朋友，培育出了天才美少女冬冬。冬冬大方恬静，有着智慧和气质高雅的美，让人不但爱看而且一看就忘不了。尤其是她的眼睛，就像一潭清澈的湖水，明净的眼白，又大又亮的黑眼珠，散发着智慧的魅力，彰显着灵性的才气，给人的感觉透着一种活泼、优雅、纯净的美好，仿佛在告诉你她的未来有多么温柔美好，让你既羡慕又感叹，这孩子多好啊！

我对冬冬的感觉和要求是，她的灵性特质符合未来社会对人才的要求。冬冬的妈妈刘丽是北京大学的高才生，有好多海外家族关系。受西方思想和文化的影响，刘丽对教育冬冬有她自己独到的见解，她希望冬冬未来能在国际舞台上发展壮大，希望冬冬成为一名国际总裁。我对刘丽的期望非常感兴趣，我们一起研究冬冬的成长方案，保持冬冬内心平静的特性和天才的潜能是我们的共识，发展壮大冬冬的内心丰富和与生俱来的潜能。我们从冬冬出世三天就开始了我们的训练计划，我和刘丽一起练习放松和静心，并且用放松和静心的原则训练冬冬。我指导刘丽学习心灵修度宁静，改变了刘丽的许多思想和价值观，我们逐渐地统一了对冬冬的教育方式。

我把我培育欢欢和茜茜的经验，毫无保留地传授给刘丽，我在刘丽身上倾注了我全部的智慧和经验。我在冬冬身上全神贯注地实现我的培育思想和理念，冬冬被我们两个妈妈的爱心培育成功了。我们常常由衷地赞美我们自己："我们是在用心灵培育孩子。"整个培育冬冬的过程是那么喜悦和幸福，我好像自己又生了一次孩子，令我终身难忘。冬冬在我们的培育下成长得健康完美，我们在冬冬身上体验了无边无际的快乐。我和刘丽对培育冬冬是那么感兴趣，甚至在那么大的工作量面前没有感到过劳累。冬冬那婴儿般的完美和天然的潜能，呈现出来的童性的美好令人流连往返，回味无穷，仿佛女神怀抱中的天使。天才美少女冬冬，浑身上下散发的健康美让人眩晕，她好像一架即将一飞冲天的航天飞机，我和刘丽在快乐幸福地帮助她修跑道。

我们幸福地欣赏着彼此的成就，喜悦、幸福、快乐得无边无际。我们看着冬冬将先天的智慧和后天的程序统一成了她成长的力量，为实现她自己的使命，全心全意做着有益的整合和储备。在冬冬自由自在的无意识的成长过程中，她的生命逐步行驶在她自己操控的航向上，一路走来，充满阳光和幸福。只有幸福的童年，才会有以后永远幸福和谐与辉煌的明天。我和刘丽都羡慕冬冬，我们把心灵宁静镇定的方法和行为，一步步地移植到冬冬身上，看着冬冬这个天才，每天吸收着心灵成长的精神养料，刘丽说："馨煜，你的这种方法太厉害了，你绝对是能影响几代人的人。"

附录4：然然的月子

　　然然出生时体重6斤2两，身长48厘米。我见到然然的时候，是在她出生的第九天。因为喂养不当，然然的体重下降了6两，只有5斤6两，把占东夫妇着急坏了。我进门的时候然然正在大哭，我把然然接过来抱在怀里的瞬间，然然就停止了大哭，占东和家人也就是在然然停止哭闹的片刻，开始信任我。我怀抱瘦弱的然然，内心荡漾起无限的母爱，然然的眼睛在看我的时候，写满了饥饿和恐惧，体能消耗得非常厉害，已经很虚弱了。我把然然紧紧地贴在心口处，赶紧吩咐占东的家人冲奶。安静下来的然然一口气吃了100毫升的奶，这下可把占东全家人乐坏了。然然连日来只睡不吃，可把他们着急坏了，饱餐之后的然然呼呼大睡起来，而且是完全的爬行俯睡。从这天开始，然然完全进入了我设计指导的训练成长模式，一天游泳洗浴2次，抚触按摩做被动操循环反复数次，抬头翻身训练6次以上，只要是在她醒着的时候，我就让她翻身爬在专业托枕上。

　　婴儿护理枕分两个部分，一个是护理头型的俯睡枕，另一个是训练抬头翻身的托枕。正常婴儿从出生第三天开始，就要及时训练抬头翻身，这样在他们20几天的时候，就能够把头抬到90度以上，这是他们实现早翻身和早爬行必须要有的前提准备条件，没有这个基础，婴儿依靠自己的发展速度是不可能实现早期提升智力的目地的。他们先天优异的智力潜能就有可能被埋没，不少的天才婴儿就是这么被耽误的。4个月就能够独立爬行的婴儿，他们的智力水平一定是超长发展的，因为婴儿0～6个月的时候，是他们一生唯一的一次智力发育高峰，是人类绝无仅有的一次提升智力潜能的机会。在大脑发育的高峰期，一定要有相应的刺激和训练帮助，实现相应的智力水平指标和身体协调能力，不断地重复巩固在相关的大脑区域，才能成为最好、最稳定、最永久的智能潜力，被孩子终身利用。

然然在我和她家人的坚持训练下，满月的时候，头就能够自己抬得非常高而稳当，2个多月就能够自己自如地翻身，4个月就能够独立爬行，一岁时候的智商测量就达到了140。附图2的照片是现在的然然。

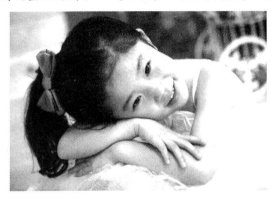

附图2　现在的然然

这在我的育儿经历中不是什么特例，所有的正常婴儿在他们智力发育的高峰期，如果都能够经过正确及时的训练，智力发育就都能够完全被提升。关键是家长要有意识，懂得在这个时候及时地帮助婴儿进行正确有效的训练，这样，每个孩子的智力就都可以被提升。

所以，婴儿在6个月以内的抬头翻身和爬行训练是弥足珍贵的，千万不要被忽视耽误了，否则你的天才婴儿智力就只能平平常常，以后你一旦知道了这个秘密，一定会遗憾终生的。如果孩子上学以后真的是不够聪明或升学困难，学习上进步太慢，各方面表现不能让你满意，一定不要怪孩子，是你在关键时期没有帮助他打好智力基础。

可能是因为我知道这个奥秘，所以经常不厌其烦地想对产后的爸爸妈妈们进一言，不要因为你的疏忽、不懂或不了解遗失了孩子的才能，这是以后再也没有机会重新来过的。而这短短的 6 个月是可以创造奇迹的，一定要竭尽全力做到最好，你就会被婴儿表现出来的超常智慧感动，同时还会积累建立起你继续培养他的更好方法，一个天才就被你创造出来了。你的成就感是你一生都忘不掉的骄傲和幸福，那份满足和喜悦会直接传递给孩子，以及你孩子的孩子。更可贵的是一朝努力可以换来你一生省心，以后就不用再因为孩子的智力低下而有操不完的心。

因为经验不足或对新生儿了解不够，我们在家庭喂养新生儿的时候，往往容易措手不及。新生儿的特征是睡眠特别多，没有经验的家长就容易出现不会喂奶的问题。正确的做法是要首先制定新生儿每日的进奶量和食谱，从早晨 6 点开始，每 3 个小时喂 60～80 毫升的奶，或根据新生儿是否吃饱来判断奶量。一天 6～8 顿奶，500 毫升，在新生儿睡眠和吃奶矛盾的时候，就用潜能吸吮的方法喂奶，这样就不会再出现饿着新生儿的问题，新生儿的饮食规律也就自然建立了。

吃饱睡足的新生儿自然就非常好喂养了，而且新生儿一定要在晚上 8～12 点进入深睡眠，帮助他们的身体造血，在早上的 6～9 点也要进入深睡眠，帮助他们的心灵安定，这两个深睡眠的时间非常重要，一个是造血的时间，一个是心灵安顿的时间，只有在这两个时间处在深睡眠的新生儿，他们的身体发育和心理发育才有保障，兼顾身体和心理一起健康的发育。同时配合规律的饮食和全面科学的营养搭配，再加上其他时间的充足睡眠，新生儿每天的体重都会均匀地增加 50 克。如果奶源优良，连续 3 个月婴儿增加的体重都是骨骼、肌肉和血液的分量，足足增加 9 斤。

我就是这么喂养然然的。然然 3 个月的时候，体重完全按照计划增加到 15 斤 6 两，身高增加了 13 厘米；一岁的时候体重是 25 斤，身高增加到 98 厘米。从我接手然然以后，然然的脾气和性格变得特别稳定、安静，从来不哭不闹，反而特别爱笑。新生儿在月子的时候，确实是奠定他们身体和心理发育基础的关键时期，好的喂养方式能够使一个人的脾气性格永远稳定。这是我在新生儿时期最骄傲，也是我自己认为最高明的探索研究成果，是普通老百姓最实用、最欢迎、最容易普及的科学地坐月子、带孩子的方法。

所以我特别热衷帮助别人坐月子，这么多年最吸引我的事情就是伺弄月子里的宝宝，我非常喜欢别人叫我去看月子里的宝宝，我也经常会不顾一切地欣然前往，特别冲动有激情，心里感觉就像吃了蜜一样幸福。因为，每当我亲自指导出来一个满意的宝宝，自己就有别人无法理解的快乐和满足感。有时候人家一个招呼，我就会随叫随到，而且是自己亲自伺候宝宝。

想起来我帮别人坐过的月子已经不计其数。然然后来成长得那么优秀，是和这个科学的月子分不开的。我觉得新生儿的一个完美的月子，能够胜过他以后读的所有大学，他们的身、心、灵在同步成长。非常令人遗憾的是，随着孩子的日益增长，我们的家长逐渐把孩子的身、心、灵分开了。要是我们的家长能够懂得让孩子自己去成长该多好，自然长大的孩子个个都是天才。